Antibiotika aus der Natur

Sanfte Heilung durch
natürliche Medizin

Marion & Michael Grandt

Antibiotika aus der Natur

Sanfte Heilung durch natürliche Medizin

KOPP VERLAG

Das Lesen dieses Buches kann nicht den Besuch beim Arzt ersetzen. Ziehen Sie deshalb bei Beschwerden unbedingt einen Mediziner zu Rate.

1. Auflage Juni 2009

Copyright © 2009 bei
Kopp Verlag, Pfeiferstraße 52, D-72108 Rottenburg

Alle Rechte vorbehalten

Umschlaggestaltung: Angewandte Grafik/Peter Hofstätter
Satz und Layout: Perfect Page, Karlsruhe
Druck und Bindung: CPI – Clausen & Bosse, Leck
ISBN: 978-3-938516-92-8

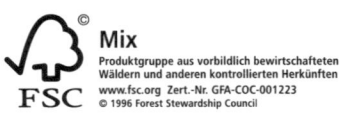

Gerne senden wir Ihnen unser Verlagsverzeichnis
Kopp Verlag
Pfeiferstraße 52
D-72108 Rottenburg
E-Mail: info@kopp-verlag.de
Tel.: (0 74 72) 98 06-0
Fax: (0 74 72) 98 06-11

Unser Buchprogramm finden Sie auch im Internet unter:
www.kopp-verlag.de

Inhaltsverzeichnis

1. Vorwort

Immer mehr Menschen hegen eine Abneigung gegen synthetische Medikamente und sind aufgeschlossen für bewährte Naturheilmittel, die bereits unsere Vorfahren kannten und auch in anderen Kulturen erfolgreich angewendet worden sind.

Das Wissen darüber, dass die meisten chemisch hergestellten Arzneien Nebenwirkungen zeigen, aber mit natürlichen Heilmitteln Erfolge erzielt worden sind, die von der Schulmedizin bereits aufgegeben wurden, hat diesen Sinneswandel vermutlich beschleunigt. Aber auch immer mehr kritische Berichte über die Praktiken der Pharmalobby haben wohl dazu beigetragen.

Es geht uns mit diesem Buch nicht darum, synthetische Antibiotika generell zu verteufeln. Es soll und darf nicht verschwiegen werden, dass sie in den letzten Jahrzehnten Millionen von Menschen das Leben gerettet haben. Aber der falsche Umgang mit ihnen und die oft unverantwortungsvolle Verschreibung haben sie in kurzer Zeit zu den meistverordneten Arzneimitteln auf der ganzen Welt gemacht. Dadurch sind viele Erreger bereits resistent, und die Medikamente wirken nicht mehr. Zudem kommen viele, oft schwere Nebenwirkungen, die einem Heilungserfolg nur dann untergeordnet werden sollten, wenn es wahrlich »um Leben oder Tod« geht. Aber leider werden Antibiotika nicht nur dann verwendet, wenn sie sinnvoll erscheinen, nämlich bei schweren Infektionen und lebensbedrohlichen Wunden, sondern immer häufiger auch schon bei normalen Erkältungen.

Trotz der Aversion gegen Medikamente und der Hinwendung zur Natur herrscht im Allgemeinen eine große Unkenntnis über Heilpflanzen und Heilkräuter und deren Anwendung. Das wollen wir mit dieser Publikation ändern, die aber den Weg zu einem Arzt nicht ersetzen soll und kann.

Für dieses Buch haben wir lange recherchiert. Schöpfen Sie mit uns aus den Erfahrungen alter Kulturen, etwa der Kelten, der ägyptischen, griechischen und römischen Ärzte, aber auch aus dem fast unbegrenzten Wissen der Maya, Inka und der Indianer Nord- und Südamerikas, von dem wir heute noch viel lernen können. Gehen Sie mit auf einen Streifzug durch die heimische Natur- und Heilkunde, die schon Generationen vor uns kannten und erfolgreich anwendeten.

Die Wirksamkeit vieler Pflanzen und Kräuter, die in diesem Buch aufgeführt sind, wurde von Naturvölkern und Heilern lange erkannt, bevor die wissenschaftliche Forschung sie überhaupt erklären konnte. Deren Heilsysteme und Medizinmodelle beschreiben die Gesamtheit der Lebensprozesse oft besser als die moderne Naturwissenschaft, die sich häufig in Details oder Richtungsstreit verliert oder von Pharmakonzernen »gelenkt« wird.

Kernstück des Buches ist das »ABC der Pflanzen mit antibiotischer Wirkung«, in dem wir über 60 Pflanzen einheitlich nach Historie, Inhalts- und Wirkstoffen, Anwendung und Zubereitung darstellen. Das Register der Krankheiten mit dem Verweis auf die jeweilige Pflanze soll die Orientierung erleichtern.

Machen Sie sich also vertraut mit der Kraft aus der Natur und Sie werden überrascht sein, wie viele verschiedene Pflanzen antibiotische und heilende Wirkungen zeigen.

Marion und Michael Grandt im Sommer 2009

2. Was ist ein Antibiotikum?

2.1 Vorbemerkung:
Zivilisationskrankheiten

Krankheiten, die es früher nicht gab oder die man gar nicht kannte, nehmen in der heutigen Zeit rasant zu. Um nur einige davon zu nennen: Asthma, Rheuma, Heuschnupfen, Neurodermitis, Depressionen und Nervenlähmungen. Dazu kommen Immunschwäche-Erkrankungen wie Aids, Krebs und Pilzerkrankungen aller Art sowie Brechreiz und Kopfschmerzen. Die Liste ließe sich beliebig fortsetzen.

Bei diesen Krankheitsbildern spricht man gemeinhin auch von »Zivilisationskrankheiten« und wie der Name schon sagt: Wir haben sie meist selbst verschuldet. Die Zivilisation ist es, die uns krank und immer anfälliger macht.

Die Gründe dafür sind so verschieden wie die daraus entstehenden Beschwerden selbst, denn eine Vielzahl von Schadstoffen wirkt täglich auf uns ein:

Ärzte verordnen immer häufiger stärkere Medikamente (siehe Kapitel 4). So gelangen synthetische Antibiotika, Cortison, Hormonpräparate, Sulfonamide und andere schädliche Wirkstoffe in unseren Organismus und schwächen die körpereigene Abwehr. Sie vernichten nicht nur die krankheitserregenden Bakterien, gegen die sie eigentlich eingesetzt werden sollen, sondern auch die uns schützenden Darmbakterien.

Aber auch der Umwelt- und Elektrosmog schädigt uns: Strom, Funk- und Fernsehwellen und Mobiltelefonstrahlungen machen uns genauso zu schaffen wie die vielfältigen Umweltgifte, die überall um uns herum lauern und denen wir (meistens) schutzlos ausgeliefert sind.

Falsche Ernährung und Essgewohnheiten sowie Nahrungsmittelzusätze und der Einsatz von Kunstdünger belasten unseren Körper mehr als in früheren Zeiten, als man häufig noch das aß, was man selbst erwirtschaftete. Schwermetallbelastungen lösen Allergien aus, und die Verschmutzung unseres Trinkwassers durch Nitrat und Pestizide nimmt immer größere Ausmaße an. Stress- und Reizüberflutung, Hetze, Termindruck, Angst und Aufregung schaden unserem Körper zudem in vielfältiger Weise.

Unser Organismus kann zwar eine gewisse Menge von Schad- und Giftstoffen wieder ausscheiden, aber deren Zahl ist in den letzten Jahren so groß geworden, dass unser Körper häufig überfordert ist. Normalerweise steigert er seine Entgiftungsarbeit durch die Harn- und Darmwege. Reichen diese »natürlichen« Entgiftungswege nicht mehr aus, werden Medikamentengifte, Umweltschadstoffe, unverträgliche Nahrungsbestandteile, Stoffwechselschlacken und Krankheitserreger über die Schleimhäute ausgeschieden. Das führt oft zu Nasennebenhöhlenentzündungen, Dauerschnupfen, Entzündungen in den Harnwegen und Durchfällen. Zusätzlich versucht der Körper die Gifte auch über die Haut loszuwerden. Ekzeme, Hautausschläge und Neurodermitis können die Folge sein.

Schadstoffe werden auch in Knochen, Gelenken und Organen abgelagert, die wiederum chronische Krankheiten, Schmerzen und andere Leiden auslösen können.

Was aber, wenn sich unser Organismus gegen all die auf ihn einstürmenden toxischen Stoffe nicht mehr wehren kann und die Selbstheilungskräfte gestört sind?

Irgendwann ist unser Körper so randvoll mit Säuren und Giften, dass er nicht mehr in der Lage ist zu reagieren. Organzellen werden nicht mehr mit Nährstoffen versorgt und Schlacken nicht mehr abtransportiert. Der Organismus ist blockiert, was auch »Regulationsstarre« genannt wird. Aus dieser Regulationsstarre können sich nicht nur chronische Beschwerden entwickeln, sie ist auch Voraussetzung für Krebs. Denn ein gesunder Organismus erkennt die Krebszellen und vernichtet sie. Das ist anders, wenn die körpereigene Abwehr, blockiert durch Gift- und Schadstoffe, nicht mehr reagieren kann und kapituliert.

2.2 Antibiotika – Begriffsbestimmung

Der Name »Antibiotika« stammt aus dem Altgriechischen und bedeutet wörtlich übersetzt »gegen das Leben«. Die Einzahl von Antibiotika heißt Antibiotikum.

Das »Klinische Wörterbuch« definiert Antibiotika verkürzt als ein »Sammelbegriff für bestimmte Stoffwechselprodukte von Schimmelpilzen, Streptomyceten[1] oder Bakterien mit deren semi-synthetischen Abwandlungsprodukten … mit hemmender oder abtötender Wirkung gegen Viren, Bakterien, Pilze, Protozoen[2], auch Körperzellen«.[3] Allerdings werden im engen medizinischen Sinn nur die Wirkstoffe, die ausschließlich Bakterien bekämpfen, als Antibiotika bezeichnet, da sie in der Regel gegen Pilze[4] und Viren wirkungslos sind.[5]

Antibiotika sind Medikamente, mit denen Infektionskrankheiten behandelt werden. In der Medizin werden sie demzufolge gegen bakterielle Infektionen oder Infektionen durch Protozoen eingesetzt.

Antibiotika werden durch Mikroorganismen gebildet; dabei gibt es verschiedene Arten:

1. *Synthetische* oder *Halbsynthetische Antibiotika:* Sie werden durch chemische Synthese gewonnen oder halbsynthetisch hergestellt. Halbsynthetisch bedeutet in diesem Zusammenhang, dass die Naturstoffe aus den Mikroorganismen nach der Gewinnung chemisch abgewandelt werden (siehe Kapitel 4).[6]
2. *Antibiotika aus der Natur (Naturstoffantibiotika):* Natürliche Wirkstoffe aus Pflanzen (siehe Kapitel 5 und 6).

In der Medizin unterscheidet man drei Wirkungsweisen:

1. Bakterizid: töten Bakterien
2. Bakteriolytisch: töten und lösen Bakterien auf
3. Bakteriostatisch: hemmen die Bakterienvermehrung

Antibiotika nach ihrer Struktur:

1. β-Lactame (Benzylpenicillin)
2. Aminoglykoside (Streptomycin)
3. Tetracycline (Doxycyclin)
4. Makrolide (Erythromycin)
5. Polyenmakrolide (Amphotericin B)
6. Ansamycine (Rifampicin)
7. Peptid Antibiotika (Polymyxin)
8. Glykopeptide (Vancomycin)
9. Lincosamide (Clindamycin)
10. andere Antibiotika (Fusafungin)

Antibiotika sollten möglichst gezielt gegen Bakterienzellen wirken, ohne dabei die menschlichen Zellen empfindlich zu schädigen. Die Medikamente sind in Deutschland generell verschreibungspflichtig und müssen vom Arzt verordnet werden.

2.3 Was ist eine Infektion?

Wenn Krankheitserreger wie Bakterien, Viren, Pilze, Würmer und Protozoen in den Körper eindringen und sich dort vermehren, entsteht eine Infektion. Diese löst eine Entzündungsreaktion aus, die Beschwerden, Schmerzen und Fieber hervorrufen kann.

Ein gesunder Körper wehrt normalerweise die meisten Infektionen ab, ohne dass es zu Krankheitssymptomen kommt. Das ist anders, wenn die Abwehrkräfte geschwächt oder die natürliche Bakterienflora geschädigt ist, denn dann können sich pathogene[7] Keime vermehren.

Krankheitserreger können auf verschiedenen Wegen übertragen werden, etwa über die Haut oder Schleimhäute (Tröpfcheninfektion), über den Magen-Darm-Trakt (z. B. bei der oralen Aufnahme von fäkalen Bestandteilen) oder über eine Wunde. Die Ansteckungsgefahr für die Tröpfcheninfektion ist dort am größten, wo sich viele Menschen aufhalten.

2.4 Die Entdeckung des ersten Antibiotikums: Penicillin

Wie so viele bahnbrechende Errungenschaften der Wissenschaft, beruht auch die Entdeckung des Penicillins auf einem Zufall: Der schottische Bakteriologe Sir Alexander Fleming[8] (1881–1955) erforschte zur Zeit des Ersten Weltkrieges die Wirkung von Staphylokokken (Eitererreger), die Wundinfektionen auslösen, was in der damaligen Zeit oft zu Amputationen oder gar zum Tod führen konnte. In diesem Krieg starben mehr britische Soldaten an Wundinfektionen und Blutvergiftungen als an den Verletzungen selbst. Deshalb war es Flemings ehrgeiziges Ziel, so schnell wie nur möglich einen Impfstoff dagegen zu entwickeln.

Er arbeitete zu diesem Zeitpunkt als Professor an der University of London und besaß dort ein eigenes Labor, in dem es aber häufig feucht war, so dass seine Zuchtkulturen oft von Schimmelpilzen befallen waren. Auf einer seiner angelegten Kulturen bildete sich dann auch bald ein Pinselpilz.

Fleming wollte die befallene Kultur eigentlich vernichten, als er bemerkte, dass in der direkten Umgebung des Pilzes keine weiteren Bakterien mehr entstanden. Das war sehr ungewöhnlich und weckte seine Neugier. Was er zu diesem Zeitpunkt noch nicht wusste: Schimmelpilze können antibiotische Substanzen produzieren, um ihren Lebensraum gegen andere Mikroben zu verteidigen. Flemings ausgeprägter Forscherdrang verleitete ihn schließlich dazu, eine größere Menge dieses Pinselpilzes zu züchten, dem er den Namen »Penicillum noatum« gab. Und tatsächlich: Die aus dem Pilz gewonnenen Extrakte töteten eine ganze Reihe der gefährlichsten Erreger ab.

Davon beflügelt, ging Fleming nun sogar so weit, sein Schimmelpilzextrakt an den für den Menschen tödlichen Erregern von Milzbrand (Anthrax), Hirnhautentzündung (Meningokokken) und Diphterie (Corynebakterien) zu testen. Weitergehende Untersuchungen ergaben zudem, dass »Penicillum noatum« die Leukozyten (weiße Blutkörperchen) unbehelligt lässt.

Im Jahre 1929 veröffentlichte Fleming seine Studien, aber die medizinische Fachwelt schenkte ihnen nicht viel Beachtung, und so verschwand seine Arbeit zunächst im Archiv. Erst ein paar Jahre später sollten seine Forschungen in einem anderen Zusammenhang wieder aktuell werden.

1932 fand der deutsche Biochemiker Gerhard Domagk (1895–1964), Professor an der Universität Münster, heraus, dass der Farbstoff Prontosil hochwirksam gegen die gefürchteten Streptokokkeninfektionen[9] ist. Aus dem Farbstoff wurden schließlich die Sulfonamide entwickelt, die eine starke antibakterielle Wirkung aufweisen. Domagks Entdeckung ermöglichte es zum ersten Mal, Kindbettfieber, Lepra und Lungenentzündung wirksam zu bekämpfen.

Die Entdeckung der Sulfonamide und ihre Wirkung beflügelte die Suche nach Impfstoffen gegen Infektionskrankheiten von Neuem. Der Biochemiker Ernst Boris Chain (1906–1979) stieß bei seinen Recherchen wieder auf die Arbeiten von Fleming. 1939 nahm er zusammen mit dem Pathologen Howard Florey (1898–1968) die Forschungen am Schimmelpilz wieder auf. Den beiden gelang es, das erste reine Penicillin herzustellen. Zwei Jahre später wurde der erste erfolgreiche Einsatz durch den Arzt Charles Fletcher dokumentiert.

Im Zweiten Weltkrieg verwendete man das Penicillin schließlich bei stark infizierten Verwundungen. Das Medikament blieb jedoch zunächst nur den Soldaten vorbehalten. Australien war 1943 das erste Land, das es auch für die Zivilbevölkerung freigab.

Jetzt wurden auch die Erreger von Meningitis, Tuberkulose, Pocken und Lungenentzündung und vielen anderen Infektionskrankheiten erfolgreich damit bekämpft.

Bereits 1944 wurde Penicillin dann als Medikament in großen Mengen hergestellt und weltweit erfolgreich bei der Bekämpfung vieler Infektionskrankheiten eingesetzt. Fleming, Chain und Florey erhielten für ihre Forschungen und die Entdeckung des ersten Antibiotikums ein Jahr später gemeinsam den Nobelpreis für Medizin und Physiologie.

Die anschließende gezielte Suche anderer Forscher nach therapeutisch anwendbaren Medikamenten gegen Infektionskrankheiten führte zur Entdeckung immer neuer Antibiotika. In Deutschland sind derzeit etwa 200 antibiotische Präparate im Handel, in den USA mindestens 500.

Penicillin rettet bis heute Millionen von Menschen das Leben. Lungenentzündung, Tuberkulose, Hirnhautentzündung, Typhus, Ruhr oder Blutvergiftung haben dank einem »Zufall« ihren Schrecken verloren.[10]

Bei allen Errungenschaften zur Entwicklung pharmazeutischer Medikamente dürfen wir allerdings nicht vergessen, dass bereits die alten Ägypter Krankheiten mit verschimmeltem Brot und Bierprodukten heilten, die wir heute nur noch mit Penicillin behandeln können, und die Indianer Nordamerikas aus verschimmelter Eichenrinde ebenso eine Art »Natur-Penicillin« herstellten.[11]

3. Wie wirkt ein Antibiotikum?

In Deutschland sterben jährlich etwa 30 000 Menschen an den Folgen einer Bakterieninfektion.

Bakterien sind die kleinsten selbstständigen Organismen und besonders gefährlich für ältere Menschen, Frühgeborene, chronisch Kranke und Personen mit einer Abwehrschwäche, weil ihr Immunsystem häufig nicht stark genug ist, um den Befall abzuwehren. Ein wirksames Mittel dagegen sind Antibiotika.

In Antibiotika sind Stoffe enthalten, die das Wachstum dieser Keime blockieren oder sie sogar abtöten, denn bei ungehemmter Zellteilung können sie sich etwa alle 20 Minuten verdoppeln und das Immunsystem alleine schon dadurch in große Schwierigkeiten bringen.

Das Wirkspektrum jedes Antibiotikums ist unterschiedlich, da der Aufbau und der Stoffwechsel der einzelnen Bakterien ungleich sind. So kann ein Antibiotikum gegen einen bestimmten Erreger wirksam sein, gegen einen anderen jedoch nicht.

In der Medizin und Pharmakologie unterscheidet man demnach zwischen »Schmalspektrum-« und »Breitspektrum-Antibiotika.«

Schmalspektrum-Antibiotika wirken nur gegen eine geringe Zahl von Bakterienarten, während Breitspektrum-Antibiotika gegen eine Vielzahl unterschiedlichster Keime effektiv sind. Trotzdem können Schmalspektrum-Antibiotika, die ganz gezielt gegen einen bestimmten Krankheitserreger eingesetzt werden, genauso wirksam sein wie Breitspektrum-Antibiotika.

Deren bakterizide Wirkung zerstört die Zellwand des Erregers und tötet ihn ab, während die bakteriostatische Wirkung eines anderen Antibiotikums in dessen Stoffwechsel eindringt und verhindert, dass er sich teilt und wachsen kann. Das geht im Einzelnen so vor sich:

Die sogenannten »β-Lactam-Antibiotika«, zu denen die Cephalosporine und Penicilline gehören, zerstören die Zellwände der Keime, die sich grundlegend von der Umhüllung menschlicher Zellen unterscheiden. Sind diese erst einmal geschwächt oder gar zerstört, werden wichtige biochemische Prozesse, wie zum Beispiel die Eiweißproduktion, durcheinandergebracht. Die Folge: Die Keime können sich nicht mehr vermehren oder sterben ab.

Andere Antibiotika wiederum blockieren oder verlangsamen die Funktion von Bakterienenzymen, ohne die chemische Reaktionen überhaupt nicht möglich sind. So hemmen Sulfonamide[12] ein Enzym, das für die Herstellung der lebenswichtigen Folsäure[13] notwendig ist, ohne die menschlichen Zellen dadurch zu beeinträchtigen.

Dagegen sind Tobramycin, Gentamicin oder Streptomycin Anminoglykosid-Antibiotika, die gespritzt werden müssen, um im ganzen Körper wirken zu können. Sie beeinflussen die Bildung von Eiweißstoffen im Bakterium, können aber auch schwerste Nebenwirkungen hervorrufen, weil sie nicht perfekt zwischen menschlichen und bakteriellen Zellen unterscheiden können. Deshalb werden diese Antibiotika in hoher Dosierung nur noch bei schwersten Infektionskrankheiten unter klinischer Überwachung eingesetzt.

Andere Antibiotika verhindern wiederum die Verdopplung, bzw. die Zellteilung von Erregern. Da sich die Bakterienstämme aber von ihren Stoffwechselfunktionen und von ihrem Aufbau unterscheiden, sind viele Antibiotika mit den verschiedensten Wirkungsmechanismen nötig.

Entgegen der allgemeinen Ansicht wirken Antibiotika jedoch *nicht* gegen Viren, auch wenn der Arzt sie manchmal bei einer Virusgrippe verordnet. Das geschieht alleine deshalb, weil zusätzlich auch Infektionen durch Bakterien auftreten können. Man spricht dann von einer »Zweitinfektion«.[14]

Aber die Medikamente alleine sind zu diesen »Taten« nicht fähig: In allen Fällen ist die Unterstützung eines gesunden menschlichen Immunsystems notwendig, um die Erreger komplett zu vernichten und die Krankheit auszuheilen.

4. Synthetische Antibiotika

4.1 Was sind synthetische Antibiotika?

Synthetische Antibiotika sind chemisch-pharmazeutisch, also künstlich hergestellte Medikamente. Sie werden auch als »Chemotherapeutika« bezeichnet. Allerdings haben die antibiotisch wirksamen Chemotherapeutika nichts mit bestimmten Medikamenten gegen Krebs zu tun, die manchmal ebenso benannt werden.[15]

Wie schon in Kapitel 2 beschrieben, wurden die ersten chemisch entwickelten Antibiotika bereits in den 40er Jahren des letzten Jahrhunderts auf breiter Basis eingeführt.

Seit 1950 wurden schon bekannte Antibiotika chemisch so abgewandelt, dass neue Medikamente, sogenannte »halbsynthetische Antibiotika«, entstanden. Aus wirtschaftlichen Überlegungen heraus werden Antibiotika heutzutage aber vielfach nur noch vollsynthetisch hergestellt.

4.2 Warum werden synthetische Antibiotika von Ärzten so häufig verschrieben?

Beinahe 95 Prozent aller Atemwegsinfekte werden von Viren verursacht. Das wissen auch die Ärzte. Dennoch erhalten 60 bis 80 Prozent der Patienten im Laufe ihrer Behandlung ein Antibiotikum verordnet. Aber warum?

Daran sind die Mediziner nicht alleine schuld, denn viele Patienten fordern schon bei einer unkomplizierten Erkältung oder einem leichten Infekt ein schnell wirksames Mittel, um beruflich möglichst nicht lange auszufallen. Der Druck auf dem Arbeitsmarkt wird immer stärker, und viele können es sich einfach nicht mehr leisten, krank zu sein. Aber abgesehen davon, herrscht in der medizinischen Fachliteratur eine überraschend große Übereinstimmung, dass Ärzte Antibiotika viel zu häufig verschreiben.

Bei einer normalen Erkältung sind Antibiotika jedoch nicht ratsam, denn Husten und Schnupfen werden oft durch Viren verursacht. Antibiotika können jedoch nur Bakterien abtöten. Sinnvoll ist ihr Einsatz nur dann, wenn es während einer viralen Erkältung zu einer Folgeinfektion mit Bakterien kommt. Eine Behandlung mit Antibiotika kann dann von Nutzen sein, um eine solche Zweitinfektion zu verhindern.[16]

In den Augen vieler Erkrankter helfen synthetische Antibiotika schneller als etwa homöopathische Heilmittel. Ein weitverbreiteter Irrglaube. Antibiotika verkürzen die Krankheitsdauer bei Atemwegsinfekten in der Regel nicht, das zeigen groß angelegte Studien.

Die Cochrane Collaboration ist ein internationaler Zusammenschluss von Wissenschaftlern, die in einzelnen Teams, den sogenannten »Cochrane Review Groups«, zu medizinischen Fragen systematische Übersichten (Reviews) erstellen. Mit deren Hilfe sollen wissenschaftlich begründete Aussagen über die Wirksamkeit medizinischer Therapien möglich werden. Zu diesem Zweck hat die Cochrane Collaboration Methoden entwickelt, um verfügbare Informationen über klinische Studien und die Wirksamkeit medizinischer Maßnahmen zu sammeln. Ziel dabei ist es, Ärzten und Patienten wissenschaftlich fundierte Hilfen für Entscheidungen zur medizinischen Versorgung geben zu können.[17]

Wissenschaftler der Cochrane Collaboration haben gezielt nach Studien gesucht, in denen die Vor- und Nachteile der Behandlung von Erkältungen mit Antibiotika erfasst wurden. Sie fanden insgesamt 13 Forschungsarbeiten[18], an denen Erwachsende teilgenommen hatten.

Den Studien zufolge profitierte aber nur ein kleiner Teil der erkälteten Teilnehmer von der Behandlung mit Antibiotika: Nach einer Woche waren von 100 Patienten, bei denen Antibiotika angewendet wurden, 75 Prozent ihren Husten oder Schnupfen weitgehend wieder los. Von 100 Teilnehmern, die stattdessen nur ein Placebo erhalten hatten, ging es 65 Prozent wieder deutlich besser. Daraus lässt sich ableiten, dass nur 10 Prozent der Studienteilnehmer einen Nutzen von der Antibiotika-Therapie hatten.[19]

Es soll jedoch nicht verschwiegen werden, dass zwei Personengruppen von einer Antibiotika-Behandlung deutlicher profitieren können:

Zum einen jene, deren Erkältung bereits länger als eine Woche andauert, und zum anderen die Gruppe mit verfärbten statt klarem Nasensekret, was ein Zeichen für eine Zweitinfektion mit Bakterien ist.

Die Studien lassen auch einen Rückschluss auf Nebenwirkungen zu: Im Durchschnitt waren von 100 Personen, die Antibiotika eingenommen hatten, 8 bis 9 Prozent von einer Nebenwirkung betroffen.

Die Auswertung der verschiedenen Forschungsarbeiten ergab demnach, dass ein breiter Einsatz von Antibiotika gegen Erkältungen nicht sinnvoll erscheint, da der Gruppe, die einen Nutzen hatte, fast ebenso viele Personen mit einem Schaden durch die Therapie gegenüberstanden.[20]

Weitere Untersuchungen zeigten, dass Antibiotika bei Kindern gegen einfache Erkältungen und bei Mittelohrentzündungen[21] nur einen geringen Nutzen haben und bei Husten und Erkältungen die frühe Einnahme von Antibiotika auch keine schnellere Linderung erbrachte.[22]

Experten fordern daher, dass Antibiotika nur dann eingesetzt werden sollen, wenn sie eindeutige Vorteile bringen. Ihre übermäßige Verwendung, auch schon bei den harmlosesten Erkältungen, kann dazu führen, dass Bakterien resistent werden, sodass die Mittel dann bei schweren Krankheiten nicht mehr wirken.

Die Einnahme von Antibiotika erscheint dann zweckmäßig, wenn Zeichen einer schweren Infektion vorliegen oder eine schwere Seuche im Umlauf ist, ebenso bei schweren Verletzungen oder Operationen, bei denen ein hohes Infektionsrisiko besteht.

Ansonsten kann das Abwehrsystem des Menschen es alleine mit Bakterien, Pilzen und Viren aufnehmen, mit denen es über Wasser, Luft oder Nahrung in Kontakt kommt. Fieber, Gliederschmerzen, Kopfweh und Ähnliches zeigen an, dass der Körper sich im Abwehrkampf befindet. Dann helfen Ruhe und ein immunstärkendes Mittel (siehe Kapitel 6), damit die Krankheitssymptome in einigen Tagen abklingen.

4.3 Die Mitverantwortung der Pharmaindustrie

Auch die Pharmalobby gibt ihr Bestes: Durch clevere Werbung in den unterschiedlichsten Arztpraxen und in den Medien wurden und werden Antibiotika als »Allheilmittel« propagiert. Die Strategie zeigt Erfolg, denn Antibiotika gehören heute zu den wichtigsten Medikamenten überhaupt. Weil viele Ärzte sie nur allzu willig und leichtsinnig verschreiben, aber auch auf Druck mancher Patienten (s. o.), schlucken die Deutschen davon rund 300 Tonnen[23] pro Jahr, das sind etwa 363 Millionen Tagesdosen!

Unverantwortliche Verschreibungen, falsche Anwendungen und viel zu häufige Einnahmen haben jedoch dazu geführt, dass viele Erreger bereits resistent sind. Dadurch werden neue Antibiotika knapp, und die Pharmaindustrie muss seit Jahren mit der Kritik leben, keine neuen Wirkstoffe mehr zu entwickeln. Denn mit Antibiotika ist kein großes Geld mehr zu verdienen. Forschungen sind außerdem sehr zeitintensiv und teuer.

Dazu Professor Winfried Kern vom Universitätsklinikum Freiburg: »In den vergangenen Jahren sind kaum neue Präparate entwickelt worden, weil die Antibiotika-Forschung zu wenig profitabel ist. Die Wirkstoffe, über die wir verfügen, müssen wir intelligent einsetzen. Wichtig ist, die Ärzte regelmäßig über Resistenzen zu informieren und auch darüber, welche Antibiotika sie aktuell sinnvoll einsetzen sollten. Allerdings darf die ärztliche Fortbildung nicht wie bisher überwiegend industriegesponsert erfolgen.«[24]

Die Pharmalobby trägt, unserer Ansicht nach, eine Mitschuld an dieser Situation: Erst werden viele hunderte Antibiotika entwickelt, die über eine ausgeklügelte Werbung auf den Markt kommen und den Unternehmen Milliarden-Profite bescheren, aber durch deren Vielzahl und deren Missbrauch immer wirkungsloser werden. Dann aber, wenn es darum geht, den Schaden wiedergutzumachen, sprich neue Wirkstoffe zu entwickeln, weigern sich viele Pharmaunternehmen, weil dies nicht gewinnträchtig genug ist. Das kann den Eindruck erwecken, dass es dieser Branche vorrangig um den Profit geht und gar nicht so sehr um die Gesundheit des Einzelnen. Wir täuschen uns gerne.

4.4 Nebenwirkungen synthetischer Antibiotika

Die Einnahme von Antibiotika kann unterschiedliche Nebenwirkungen hervorrufen, die von allergischen Reaktionen, gastrointestinalen (Magen-Darm-Trakt betreffende) Störungen, Leber-, Nierenschädigungen über EKG-Veränderungen bis hin zu neurologischen Störungen reichen können.

Deshalb ist die Verschreibung von Antibiotika keine einfache Sache. So schreibt die *Ärzte Woche:* »Ein kaum mehr zu überblickendes und ständig wechselndes Angebot, dazu die von Patienten häufig geschilderten Allergien auf Antibiotika machen eine Verschreibung zu einer Odyssee durch die Liste der bakterizid und bakteriostatisch wirkenden Medikamente.«[25]

Im Folgenden beschäftigen wir uns mit *einigen* Nebenwirkungen, die auftreten *können:*

Darmflora

Durch die Behandlung mit Antibiotika werden nicht nur krankheitserregende (pathogene) Keime abgetötet, auch die natürliche

Bakterienflora, wie die Darmflora, kann geschädigt werden. Ist die Darmschleimhaut erst einmal durchlässig für alle möglichen Fremdstoffe, können Allergien und Magen-Darm-Beschwerden, z. B. Durchfall, auftreten. Ebenso können sich Pilze ungehemmt vermehren und festsetzen. Bestimmte Antibiotika verursachen zudem Magendrücken, bzw. liegen wie »ein Stein im Magen«.

Allergien

Studien von Professor Dr. Florian Thalhammer von der Klinik für Innere Medizin am AKH Wien zeigen, dass eine allergische Reaktion auf Antibiotika von etwa 24 Prozent der Patienten in der Befragung durch den Arzt angegeben werden. Davon geben 18 Prozent eine Allergie gegen zwei oder mehrere Antibiotika an.[26]

Alle Arzneimittel, auch Antibiotika können Allergien auslösen. Vor einer Therapie mit Antibiotika sollten Sie also Ihren Arzt unbedingt über mögliche Allergien informieren, natürlich auch, wenn Sie wissen, dass Sie gegen ein bestimmtes Antibiotikum allergisch sind. Auch wenn Sie Überempfindlichkeitsreaktionen wie z. B. Hautausschläge bei sich beobachten, sollten Sie Ihren Arzt informieren.

Hautausschläge

Vergleicht man Penicillin und Ampicillin, kann es bei der Verabreichung von Ampicillin fünfmal häufiger zur Ausbildung von Hautausschlägen kommen. Risikofaktoren für den Patienten sind bei einer Ampicillin-Behandlung ebenfalls die Erhöhung des Harnsäurespiegels im Blut (Hyperurikämie).[27]

»Drug fever«

Das sogenannte »Drug fever« (frei übersetzt: Medikamentenfieber) kann bei Antibiotika etwa sieben bis zehn Tage nach der Einnahme auftreten. Symptome können sein: Schüttelfrost, Muskelschmerzen (Myalgien), verlangsamte Schlagfrequenz des Herzens (Bradykardie) sowie Kopfschmerzen.

Die häufigsten Auslöser des »Drug fever« sind Amphotericin B, Penicilline, Cephalosporine, Isoniazid und Rifampicin.[28]

Nierenschädigende Eigenschaften (Nephrotoxizität)

Auch nierenschädigende Eigenschaften können auftreten. Sie kann bei den Aminoglykosiden, Amphotericin B, Cotrimoxacol und den Cephalosporinen erfolgen, aber auch bei Sulfonamiden und Virostatika wie Acyclovir und Gancyclovir.

Nach Professor Dr. Thalhammer geht die Hälfte der in Krankenhäusern hervorgerufenen akuten Nierenversagen auf Kosten der Aminoglykoside. 7 bis 36 Prozent aller Patienten, die hochdosiert oder langfristig mit Aminoglykosiden behandelt wurden, weisen ihm zufolge ein Nierenversagen (Niereninsuffizienz) auf. Penicilline, Cephalosporine, Chinolone sowie Rifampicin können eine interstitielle Nephritis hervorrufen, das ist ebenfalls eine Erkrankung der Nieren.[29]

EKG- und Blutbild-Veränderungen

Bei der Einnahme von Antibiotika kann es zu einer dosisabhängigen Hemmung der Kalium-Kanäle kommen. Erythromycin, Clarithromycin, Gatifloxacin und Levofloxacin können zudem eine QT-Verlängerung[30] im EKG verursachen, wodurch es zu Rhythmusstörungen bis zum Kammerflimmern kommen kann.

Auch das Blutbild und die Gerinnung können von Antibiotika spezifisch beeinflusst werden.[31]

Neurotoxische Wirkungen

Cephalosporine sind auch für einen Antabuseffekt verantwortlich, bei dem es durch Alkohol zu Kopfschmerzen, Schwindel und Erbrechen kommen kann. Antabuseffekt bedeutet, dass Medikamente mit Kreuztoleranz zu Alkohol oder Nikotin bei gleichzeitiger Alkoholzufuhr, beziehungsweise Rauchen, zu den oben genannten Nebenwirkungen führen können.

Bei Penicillinen kann es bei einer hohen Dosierung sogar zu einer Epilepsie kommen, ebenso kann Imipenem Krämpfe auslösen. Zudem sind auch die Chinolone für zentralnervöse Störungen bekannt.

Die Aminoglykoside können bei einer hohen Dosierung und bei Langzeittherapien Vestibularisschäden (Ausfall eines Gleichgewichtsorganes, Schwindel, etc.) führen. Bei der Verordnung von Tetracyklinen und Chinolonen soll vor Sonnenbädern gewarnt werden, und bei den Tetracyclinen kann es zu einer Hyperpigmentierung kommen, bei Kindern sogar zu einer Gelbfärbung der Zähne.[32]

Es sei nochmals darauf hingewiesen, dass all diese Nebenwirkungen auftreten *können,* aber nicht zwangsläufig *müssen.* Machen Sie sich doch selbst ein Bild und lesen Sie das nächste Mal, wenn Sie mit Antibiotika behandelt werden, zuerst den Medikamentenzettel genau durch und Sie werden erkennen, dass es Antibiotika gibt, bei denen bis zu 30 oder mehr Nebenwirkungen auftreten können.

Aber der häufige Gebrauch von Antibiotika führt genau zum Gegenteil von dem, was man eigentlich erreichen will: Das Abtöten der Bakterien kann die Funktion des körpereigenen Immunsystems nicht ersetzen, sondern stört das natürliche Gleichgewicht zwischen Mikroorganismen und Keimen, was zu einer höheren Infektanfälligkeit führen kann. Der Einsatz von Antibiotika ist deshalb wirklich nur auf Notfälle zu beschränken.

4.5 Resistenzen der Erreger

Resistenz bedeutet, dass ein Krankheitserreger gegenüber einem Medikament unempfindlich ist. Bald schon lernten die Mikroorganismen auf die Bedrohung durch ein Antibiotikum zu reagieren und bildeten resistente Keime.

Die Wirksamkeit der Antibiotika sinkt seit Mitte der 1980er Jahre deutlich, denn einige Bakterien sind mittlerweile sogar gegen fast alle Arten von Antibiotika resistent, man nennt solche Keime auch »multiresistent«.

Indem sie Gene untereinander austauschen, verändern Bakterienstämme ihre genetische Struktur sehr schnell. Das ist eine erfolgreiche Überlebensstrategie: Schon nach der ersten Dosis eines Antibiotikums gibt es Keime, denen das Medikament nichts mehr anhaben kann und die »Resistenzeigenschaften« sogar weitergeben.

Eine *natürliche Resistenz* liegt am unterschiedlichen Aufbau und Stoffwechsel der Bakterien. So wirken bestimmte Antibiotika nicht bei bestimmten Keimen.

Aber auch der Patient trägt häufig Mitschuld an der zunehmenden Resistenz: Tritt eine schnelle Besserung der Krankheit ein, werden Antibiotika oft zu schnell und eigenmächtig abgesetzt. Man kann den Mikroorganismen keinen besseren Gefallen tun, denn wenn sie nicht vollständig abgetötet werden, besteht die Gefahr, dass die überlebenden Bakterien eine Resistenz gegen das Antibiotikum ausbilden.

Eine *erworbene Resistenz* liegt dagegen dann vor, wenn das Antibiotikum nicht richtig eingenommen oder zu niedrig dosiert wird. In diesem Fall können die Bakterien überleben und sich weiter vermehren, man hat sie quasi »gezüchtet«.

Ein großes Problem für den Patienten und eine Herausforderung für den Arzt taucht dann auf, wenn ein Erreger gegenüber einer Vielzahl von Antibiotika resistent ist.[33]

Die Ursachen dafür liegen zum einen daran, dass Antibiotika zu 30 bis 50 Prozent falsch eingesetzt werden: Entweder stimmt die Dauer oder die Dosis nicht, oder der Wirkstoff ist der falsche. Zum anderen sind sie nicht immer notwendig und werden trotzdem viel zu häufig verschrieben.

Aber auch in Krankenhäusern werden viele Bakterien übertragen. Schätzungen zufolge ziehen sich 500 000 bis 800 000 Patienten Infektionen durch die sogenannten Methicillin-resistenten Staphylokokken (MRSA) zu.[34] In Kliniken und Pflegestationen stellen sie ein großes Problem dar. Die Keime breiten sich dort aufgrund der geschwächten Insassen, der offenen Wunden und medizinischen Geräte mit Schläuchen und Kathetern besonders gut und schnell aus. Die MRSA gehören zu den sogenannten »Hospitalismuskeimen«, die meist über die Hände des pflegerischen und ärztlichen Personals verschleppt werden.[35] Sie verursachen bereits mehr als ein Fünftel aller gefährlichen Infektionen in Kliniken.

Im März 2009 wurde bekannt, dass es US-Forschern gelungen ist, Antibiotika zu entwickeln, die gegen Bakterien keine Resistenz bilden können, weil sie die Erreger nicht abtöten, sondern am Leben lassen: Indem sie ein Enzym blockieren, hindern sie Zellen daran, zu kommunizieren. Die Bakterien sind deswegen nicht mehr in der Lage sich vor dem Immunsystem zu schützen, da sie keinen Biofilm mehr bilden können.[36]

Dieses Wirkprinzip kann bei zahlreichen Erregern funktionieren und eine ganze Generation neuer Antibiotika könnte entstehen. Allerdings ist zu befürchten, dass es sich dabei um sehr teure Medikamente handeln wird, die nur bei einer gewissen Zahl von bakteriellen Infektionen angewendet werden kann, von eventuellen »neuen« Nebenwirkungen ganz abgesehen.

So hält der Wettlauf zwischen den Chemikern und den Bakterien, mit ihrer Fähigkeit, sich schnell an veränderte Lebensbedingungen anzupassen, bis heute an. Die Bakterien sind dabei leicht im Vorteil, denn der massenhafte Einsatz von Antibiotika verstärkt ihre Resistenzbildung schneller, als neue Medikamente entwickelt werden.

4.6 Ausweg: Antibiogramm

Am sinnvollsten vor jeder Antibiotikabehandlung ist eine genaue Laboranalyse des Erregers. Dadurch kann festgestellt werden, ob ein Antibiotikum überhaupt geeignet ist, und wenn ja, welches.

Ein Antibiogramm ist das Ergebnis einer Antibiotika-Resistenzbestimmung, das darüber informiert, gegenüber welchen Antibiotika ein bestimmter bakterieller Krankheitserreger resistent bzw. sensibel ist. Dies erfolgt mit Hilfe eines »Agardilutionstests«, bei dem pro Antibiotikum zwei »Grenzkonzentrationen« getestet werden:

1. Untere Grenzkonzentration: Diese Konzentration lässt sich im Körper unabhängig vom Aufenthaltsort des Keims, von der Ausscheidung und anderen Parametern, erreichen.
2. Obere Grenzkonzentration: Dieser Wert wird im Körper nur unter günstigen Bedingungen erreicht.

Das Wachstum des Erregers bei der jeweiligen Konzentration wird mit einem »+« (Plus) markiert. Wenn kein Wachstum vorliegt, wird ein »–« (Minus) vergeben. Die Zuordnung und Angaben erfolgen nach folgendem Schema:

Untere Grenzkonzentration		Obere Grenzkonzentration		Ergebnis
Wachstum	(+)	Wachstum	(+)	resistent (R)
Wachstum	(+)	kein Wachstum	(–)	intermediär
kein Wachstum	(–)	kein Wachstum	(–)	sensibel (S)
kein Wachstum	(–)	Wachstum	(+)	Nonsens(N)[37]

In Gewebeproben oder im Blut des Patienten wird so der vorkommende Erregertyp genau bestimmt und in Laborschalen (Petrischalen) vermehrt. Anschließend werden diese mit wirksamen Antibiotika punktuell aufgebracht, um dasjenige zu finden, welches die beste Wirkung entfaltet.

Die Analyse von Stuhl, Urin, Eiter, Auswurf und Blut dauert etwa 24 Stunden und kostet Geld. Die Krankenkasse zahlt diesen Test in der Regel nicht, weswegen er häufig unterbleibt. Ein klärendes Gespräch mit Ihrem Arzt kann zukünftig helfen, die Einnahme von überflüssigen Antibiotika zu vermeiden. Allerdings müssen auch Sie bereit sein, Zeit und Geld zu investieren.

5. Natürliche Antibiotika

5.1 Was sind natürliche Antibiotika?

Alle Pflanzen entwickeln Stoffe, um sich gegen Viren, Bakterien und Pilze zu schützen, die sie befallen und schädigen. Die Naturstoffe wirken deshalb nicht nur gegen Bakterien, sondern auch gegen Pilze und Viren, ganz im Gegensatz zu den synthetischen Antibiotika (siehe Kapitel 4.1).

Demzufolge werden natürliche Antibiotika fast ausnahmslos aus Pflanzen gewonnen, manchmal auch aus einer Symbiose zwischen Pflanze und Insekt, so wie das etwa bei Propolis oder Honig der Fall ist (siehe Kapitel 6).

Immer wieder haben Wissenschaftler versucht, bestimmte Hauptwirkstoffe einer Pflanze zu isolieren (im Fachjargon: »extrahieren«), um die Qualität zur Anwendung auf eine bestimmte Krankheit zu analysieren. Im Grunde genommen ist das ein nutzloses Unterfangen, denn antibiotische Pflanzen enthalten mitunter Hunderte von unterschiedlichen Wirkstoffen, die nur in ihrer Gesamtheit eine gewisse Heilwirkung entfalten können, da sie antibakterielle und systemische Eigenschaften in sich vereinen.

In diesem Zusammenhang ist der Begriff »Antibiose« wichtig: Synthetische Antibiotika zerstören Bakterien ohne Rücksicht darauf, ob sie schaden oder nützen. Ganz anders ist dies bei den natürlichen Antibiotika. Pflanzen bedienen sich ihrer antibiotischen Wirkstoffe, um die Organismen zum Schutze des eigenen Fortbestandes zu hemmen. Das nennt man »Antibiose«, denn niemals würden sie Organismen zerstören, die sie für das eigene Überleben noch brauchen.

Natürliche Heilpflanzen sind wahre Alleskönner: Sie dienen vor allem der Stärkung des Immunsystems, der Entwicklung körpereigener Abwehrkräfte und zur präventiven Unterdrückung von Infektionskrankheiten. Zudem können sie die Bildung von neuem Gewebe anregen, fördern die Wundheilung, entgiften das Bindegewebe, verbessern die Entschlackung und versorgen unseren Körper mit Mineralstoffen, Vitaminen, Spurenelementen und anderen Vitalstoffen.

Viele Heilpflanzen kann man auch in Form von Präparaten, Tees, Gewürzen oder ätherischen Ölen verwenden, die es in Apotheken oder Lebensmittelläden zu kaufen gibt. In Kapitel 6 klären wir Sie darüber auf.

5.2 Bereits Urvölker setzten natürliche Antibiotika ein

Seit den Anfängen der Menschheit ist die Verwendung von Pflanzen und Kräutern zu Heilzwecken bekannt. Heilkundige, Medizinmänner, Schamanen, Mönche und Kräuterhexen kannten die verborgenen Kräfte der Pflanzen und setzten sie ein, um Krankheiten und Gebrechen zu heilen oder zu lindern. So entstanden jahrtausendealte Erfahrungen, die in den verschiedensten Kulturen oft nur mündlich weitergegeben wurden.

Die frühesten bisher bekannt gewordenen schriftlichen Aufzeichnungen stammen aus Nordchina und von einem Papyrus aus Ägypten. Beide sind etwa um 3000 v. Chr. entstanden und dokumentieren die Verwendung von verschiedenen Heilpflanzen wie Myrrhe und Weihrauch, die auch heute noch im Gebrauch sind (siehe Kapitel 6).

Aber nicht nur bei den Chinesen, Ägyptern und Indern waren Pflanzenheilmittel über Jahrtausende hinweg Hauptbestandteil ihrer medizinischen Praxis, auch Inka, Maya und viele verschiedene Indianerstämme Nord- und Südamerikas kannten ihre Heilwirkungen und setzten sie ein. Ihre Verwendung wurde später durch Mönche, Forscher und Seefahrer nach Europa gebracht. Auch die heimische Natur- und Volksheilkunde setzt natürliche Antibiotika seit Jahrhunderten medizinisch und hilfreich ein.

Erst mit dem Buchdruck entstanden wichtige Heilpflanzen- und Heilkräuterbücher, die sich weit verbreiteten und einem beinahe unstillbaren Wissensdurst auf diesem Gebiet Rechnung trugen.

Im 16. Jahrhundert drifteten die Pflanzenheilkunde, die bis dahin häufig mit astrologischen oder volkstümlichen Begriffen und Worten erklärt wurde, und die »Schulmedizin« immer weiter auseinander. Durch neue anatomische und chirurgische Erkenntnisse vorangetrieben, entwickelte sich die »wissenschaftliche« Medizin zu einem neuen Forschungs-, aber auch Industriezweig, der immer weniger mit seinem eigentlichen Ursprung, der Pflanzenheilkunde, gemein hatte.

Mehr und mehr chemische Rezepturen wurden entwickelt, getestet und hergestellt. Auf ihrer Grundlage entstanden später industriell produzierte Medikamente. Das Geschäft mit Arzneimitteln wuchs in den darauffolgenden Jahrhunderten stetig an.

Aber auch in der Pflanzenheilkunde gab es Fortschritte, denn das Wissen über die Heilkraft der verschiedenen Gewächse erweiterte sich durch die wissenschaftliche Botanik enorm. Dennoch blieb sie lange Zeit ein Stiefkind. Erst seit den 1980er Jahren unterstützt die Weltgesundheitsorganisation (WHO) das Wiederaufleben der traditionellen Pflanzenheilkunde, vor allem in den Entwicklungsländern.

In den Industrienationen vertrauen wieder immer mehr Menschen den Heilpflanzen und -kräutern, vor allem auch deswegen, weil die meisten synthetisch hergestellten Medikamente viele, oft schwere, Nebenwirkungen haben (siehe Kapitel 4.4).

5.3 Warum sind natürliche Antibiotika gut für mich?

Wie wir in Kapitel 2.3 bereits dargelegt haben, gibt es verschiedene Gründe, wieso uns Infektionskrankheiten heimsuchen können.

Aber natürliche Antibiotika können keine Wunder vollbringen, wenn der oder die Erkrankte nicht auch ihren Teil dazu beitragen: Für jeden verantwortungsvollen Menschen muss es daher eine Selbstverständlichkeit sein, sich gesund zu ernähren, sich genügend zu bewegen und am besten nicht zu rauchen und nicht zu trinken oder dies auf ein Mindestmaß zu beschränken. Aber auch physischer und psychischer Stress wirken auf unseren Körper ein und können unserer Gesundheit schaden. Positives Denken kann helfen, sich auch in schlechten Zeiten besser zu fühlen. Frei nach dem Motto: Wenn ich keine Möglichkeit habe, einen Umstand zu verändern oder zu beeinflussen, sollte ich meine Einstellung dazu ändern, um auf Dauer deswegen nicht krank zu werden. Die Gesamtheit unseres körperlichen, seelischen und geistigen Zustands hält uns also gesund.

Heilpflanzen und Heilkräuter können uns dabei sehr gut unterstützen. Sie regen vor allem die Selbstheilungskräfte an, stellen das Körpergleichgewicht wieder her, stärken das Immunsystem und befreien uns von »Giftstoffen«.

Viele Pflanzen besitzen zudem antivirale und antibakterielle Eigenschaften, die einen natürlichen Heilungsprozess fördern, und das meistens ohne schädliche Nebenwirkungen.

Mit natürlichen Antibiotika kann man leichte bis mittelschwere Infektionen behandeln, wogegen die hochwirksamen Medikamente vordringlich bei schweren Infektionskrankheiten eingesetzt werden sollten. Die Verantwortung liegt bei Ihrem Arzt, aber auch bei Ihnen selbst.

5.4 Synthetische und pflanzliche Antibiotika im Vergleich

Um Ihnen die Unterschiede zwischen pflanzlichen und synthetischen Antibiotika zu illustrieren, möchten wir Ihnen folgendes Beispiel geben:

Der Weg ist das Ziel – Gesundheit die Ziellinie

a) Bei einem Menschen, der sich selten sportlich betätigt und seinen Körper vernachlässigt, bilden sich die Muskeln zurück und die Abwehrkräfte schwinden. Er wird sein Ziel schwerlich erreichen. Auch wenn er sich noch so langsam und schleppend bewegt, läuft er Gefahr, zwischendurch zusammenzubrechen, da sein Körper kraftlos ist.

b) Ein Mensch, der schnell rennt, kommt auch schnell ans Ziel. Trotzdem kann auch er wegen Überbelastung zusammenbrechen, weil sein Körper zu sehr strapaziert, ausgelaugt und überfordert wurde.
    Ähnlich verhält es sich mit einem synthetischen Antibiotikum: Sie kommen häufig schneller ans Ziel, aber Ihr Körper wird eine langfristige und häufige Einnahme schwerlich verkraften.

c) Ein Mensch, der immer im normalen Tempo geht, kommt zwar langsamer, dafür aber sicher ans Ziel. Zudem stärkt er seine Muskeln sowie die Abwehrkräfte und hält seinen Körper in Form.
    Ähnlich verhält es sich mit einem natürlichen Antibiotikum, denn es unterstützt und heilt, auch wenn es etwas länger dauert. Der Körper wird es danken und lange durchhalten.

Synthetische Antibiotika:
* können in kürzerer Zeit helfen
* sinnvolle Verwendung bei schweren und lebensbedrohlichen Infektionen
* wirken nur gegen Bakterien
* schwächen das Immunsystem
* können Resistenzen bilden
* viele Nebenwirkungen

Pflanzliche Antibiotika:
* längere Anwendung, bis sie wirkungsvoll helfen
* sinnvolle Verwendung bei leichten und mittelschweren Infektionen
* wirken gegen Bakterien und Viren
* stärken das Immunsystem
* bilden keine Resistenzen
* meistens keine Nebenwirkungen
* können auch vorbeugend eingenommen werden
* fördern Wundheilung
* entgiften das Gewebe
* verbessern die Entschlackung
* versorgen unseren Körper mit Vitaminen, Mineralstoffen, Spurenelementen und anderen Vitalstoffen

5.5 Blick in die Zukunft: Neue Forschungen

Wir wollen abschließend zu diesem Kapitel einen vorsichtigen Blick in die Zukunft wagen. Es gibt einige neue Forschungen auf dem Gebiet der natürlichen Antibiotika, die sehr vielversprechend sind und die wir dem Interessierten nicht vorenthalten wollen. Dabei gibt es eine klare Konzentration auf Inhalts- und Wirkstoffe von Pflanzen aus dem Urwald oder aus dem Meer. Die Forschungen haben teilweise schon vor Jahren begonnen und sind aufgrund der Komplexität immer noch nicht abgeschlossen.

Meeresalgen

Forscher hegen die Hoffnung, dass sie aus den Wirkstoffen einer australischen Meeresalge ein Heilmittel gegen die Cholera, eine völlig neue Form eines Antibiotikums entwickeln könnten: Bestimmte Substanzen (sogenannte »Furanone«) der roten Alge Delisea pulchra können Cholera-verursachende Bakterien daran hindern, infektiöse Eigenschaften zu entwickeln. Zu diesem Ergebnis kommt jedenfalls das Forscherteam um Dr. Diane McDougald vom Zentrum für Meeres- und Bio-Innovation an der University of New South Wales (UNSW).

Dabei zerstören die Furanone die Erreger nicht, sondern blockieren lediglich deren Fähigkeit, untereinander zu kommunizieren. Das verhindert, dass die Bakterien Toxine, also Giftstoffe, aussondern, die letztlich für die Infektion des Menschen verantwortlich sind.

Dr. Diane McDougald: »Da Furanone die Bakterien nicht zerstören, stehen diese nicht unter Selektionsdruck und entwickeln keine Resistenz. Tatsächlich haben Bakterien in ihrem natürlichen Umfeld während der gesamten Evolutionsgeschichte keinerlei natürliche Resistenzen gegen Furanone entwickelt.«[38]

Knoblauch gegen Tumore

Israelische Forscher am Weizmann-Institut in Rechovot haben Krebstumore in Mäusen erfolgreich mit »Knoblauch-Bomben« zerstört, indem sie den Wirkstoff Allicin in zwei Phasen zu den Tumorzellen gebracht haben. Durch dieses Verfahren wurden benachbarte gesunde Zellen nicht in Mitleidenschaft gezogen.

Der Wirkstoff Allicin ist für den intensiven Geruch des Knoblauchs verantwortlich. Er ist aber nicht nur giftig für Tumorzellen, sondern auch für andere Mikroorganismen und Körperzellen. Durch das praktizierte Zwei-Phasen-System der israelischen Forscher ist es jedoch gelungen, dass die Körperzellen nicht geschädigt wurden.[39] Die Versuche dauern noch an.

Tropenpflanze gegen Krebs

Wissenschaftler der Bundesuniversität Rio de Janeiro (UFRJ) haben aus einer Tropenpflanze eine Substanz gewonnen, die bei Labortests auch Krebszellen vernichtet, die sich bisher resistent gegen Medikamente gezeigt haben. Diese Substanz kann große Fortschritte bei der Bekämpfung verschiedener Krebsarten bringen. Zwischenzeitlich wurde die Entdeckung sogar international patentiert.

Die Tests wurden mit Krebszellen aus Brust-, Hirn-, Lungen-, Darm-, Kehlkopf- und Bauchspeicheldrüsen-Tumoren durchgeführt.

Die Leiterin des Wissenschaftler-Teams, Cerli Rocha Gattass erklärte: »Was uns am meisten überrascht hat, ist die Tatsache, dass dabei auch leukämische Zellen getötet wurden, die gegen sehr viele Medikamente und Behandlungsmethoden resistent sind.«[40]

Die Substanz wird aus »Abajeru« (Chrysobalanus icaco), einer Strauchpflanze, gewonnen, die vor allem in den Tropengegenden Amerikas und in Westafrika vorkommt. Im nächsten Schritt will man die Substanz bei Mäusen testen.

Bio-Prospecting

Mit dem »Bio-Prospecting«, also dem Sammeln von Pflanzen, ist ein erfolgversprechender Weg im Kampf gegen den Krebs entstanden. Demnach sammeln Forscher in südamerikanischen Urwäldern nach geeigneten Pflanzen.

Bisher wurden mehr als 3000 Pflanzen aus dem Amazonasgebiet identifiziert, die aktiv gegen Krebszellen wirken. 2000 davon gebrauchen jetzt schon die einheimischen Indios, in der Schulmedizin kennt man bisher lediglich etwa 30 synthetisierte Medikamente, die einen organischen Ursprung aus dem Urwald haben.

In der Amazonasregion gibt es rund 440 000 Pflanzen und Bäume, davon ist bisher nur ein Prozent wissenschaftlich registriert. Die Universität Paulista hat ein Forschungsprogramm lanciert, bei dem zum ersten Mal systematisch Pflanzen aus dem Amazonas-Gebiet in ihrer ganzen Vielfalt gesammelt, katalogisiert und auf aktive Substanzen im Kampf gegen Krebs und immune Bakterien getestet werden.

»Wir haben in einer ersten Phase bereits Resultate von ein paar hundert pflanzlichen Extrakten. 37 Prozent davon wirken aktiv gegen Krebs. Fünf oder sechs sind wirklich vielversprechend«[41], sagte Riad Younes, der wissenschaftliche Direktor der Universität. Er erwartet, dass in allen Pflanzen, die untersucht werden, 5 Prozent Inhaltsstoffe gegen Krebs zu finden sind. Eine erste umfassende Studie ist allerdings auf Jahre hin angelegt. Bis zu einem gebrauchsfertigen Medikament kann es also noch lange dauern.

Vorbild Amazonas-Frosch

Forscher des »Istituto per il sistema produzione animale in ambiente mediterraneo« in Brasilien entdeckten, dass die Haut des am Amazonas lebenden Makifrosches (Phyllomedusa distincta) Stoffe speichert, die sofort gegen Bakterien und pathogene Pilze wirken. Daraus könnte eine ganz neue Generation von Antibiotika entstehen.

»Der Frosch lebt in einem höchst gefährlichen Ökosystem, wo er leicht bakterielle Infektionen erleiden kann. Durch einen selbstinitiierten Autoimmunisationsprozess sondert er zum Schutz – in einer Gefahrensituation oder bei Verletzungen – aus einer Drüse am Rücken ein Sekret ab«, erklärte der Leiter des Forschungsteams, Andrea Scaloni.[42]

Aufgrund der Entdeckung wurde ein synthetischer Stoff produziert, der dieselben Strukturmerkmale aufweist wie die Moleküle, die die Wirkungen beim Frosch hervorrufen. Gegenwärtig laufen noch Versuche, um die Effektivität und Selektivität des Stoffes gegen verschiedene Bakterien- und Pilzstämme, seine Auswirkungen auf Zellmembranen und mögliche Nebenwirkungen auf das Zellgewebe von Säugetieren zu testen. Erste Ergebnisse bei Versuchen mit Säugetieren waren sehr vielversprechend.

*»Das Äußere einer Pflanze ist nur
die Hälfte ihrer Wirklichkeit«*

(Johann Wolfgang von Goethe)

6. ABC der Pflanzen
mit antibiotischer Wirkung

Agave
Agave americana

Historie

Bis heute gehört die Agave zu den am meisten genutzten Heilpflanzen der mexikanischen Indios.[43]

Bereits ihre Vorfahren, die Azteken, kannten die Heilkraft dieses Gewächses. Sie nannten deren Saft, den sie durch das einschneiden des Blütenschafts gewannen, sobald dieser zu treiben begann, »weißer Wein« oder »Pulque«. Der honigsüße Saft wurde abgezapft, drei Wochen lang gegoren und schmeckte dann so ähnlich wie Weizenbier. Vor der Ankunft der Europäer in Amerika sollen die Azteken sogar ein Destillationsverfahren entwickelt haben, mit dem sie aus dem Pulque einen Mescalschnaps brannten.[44]

Nach aztekischer Überlieferung lebte in der Agavepflanze die junge Göttin Mayahuel, die vor Urzeiten aus dem Himmel geraubt und in das nördlich gelegene Steppenland entführt wurde. Dunkelheitsdämonen töteten und zerstückelten sie. Gottkönig Quetzalcoatls (»Gefiederte Schlange«) zermalmte Mayahuels Knochen anschließend und erschuf daraus die erste Agavepflanze.

In der Erntezeit war das Trinken des Pulque ein religiöser Akt, ein Ritual. Aber der Met wurde hauptsächlich medizinisch genutzt: beim Rückfall einer Krankheit, bei Kopf-, Stich- und Schnittverletzungen. Der Saft wurde erst ausgepresst, dann gekocht, Salz hinzugegeben und auf die Wunde gelegt. Eine andere Anwendungsmöglichkeit war, die pulverisierte Agave mit Pinienharz zu vermischen und mit Federn als Pflaster dort aufzutragen, wo man Gicht vermutete.[45]

Die heutigen Indios in Mexiko nutzen die Agave immer noch. Aber nicht nur der Pulque wird nach wie vor gebraut und getrunken, auch alle anderen Pflanzenteile werden verwendet: Manche Indianerstämme stechen mit den Blattspitzen sogar die Haut an, damit das vergiftete Blut nach einem Schlangenbiss herausquellen kann, weil der Blättersaft als gutes Heil- und Linderungsmittel gilt.

Die Agave wurde in Europa bald eingebürgert und unter dem Namen *Stachelicht* bekannt. Zwar gilt sie hier kaum als Heil-, sondern eher als Zierpflanze (»Hundertjährige Aloe«), aber es gibt wohl Erkenntnisse, dass die Agave auch schwerere Krankheiten lindern kann.

So bewies Wladimir Fialtow, ein russischer Professor, zunächst jedoch nur experimentell, dass der Extrakt aus der Agave americana Hauttuberkulose heilen kann, weil der Saft aus jungen Agavenblättern diuretisch (harnausscheidend) und laxierend (abführend) wirkt und gleichzeitig den Organismus stärkt.[46]

Inhalts- und Wirkstoffe
Vitamin C, Mineralstoffe, ca. 8% Zucker (Agavose), ätherisches Öl, 3 bis 4 Prozent Hecogenin, Saponin, Papain (vgl. Papaya), Oxalsäure, Wirkstoffe ungeklärter Natur in den Blattgeweben (wirken als biogene Stimulatoren)

Eigenschaften
Antibakteriell, harntreibend, schweißtreibend

Anwendung
Südamerika: Vor allem in Mexiko wird der Agavensaft bei wunden Füßen und Fußpilz verwendet. Der gekochte und gepresste Blättersaft wird bei Schürfungen und Hautrissen zwischen den Zehen und bei allen Arten von Pilzerkrankungen aufgetragen. Wenn

man das Herz der Pflanze mit Salz kocht, soll es darüber hinaus auch ein wirksames Heilmittel gegen Gelbsucht sein.

Allgemein: Der Agavensaft eignet sich durch seine leicht hautreizenden Eigenschaften gut zur Behandlung unbestimmter Haut- und Pilzerkrankungen vor allem an den Füßen. Will man die Agave medizinisch verwenden, sollten frische und junge Blätter benutzt werden. Zur Verdauungshilfe kann man auch den papainhaltigen, aus Agavenwein destillierten Schnaps trinken, der aus Mexiko unter dem Namen *Mescal* oder *Tequila* importiert wird.

Zubereitung (Rezepte)
Agavensaft:
Um den Agavensaft frisch zu ernten, werden der in der Mitte der Blattrosette sitzende Blütenschaft und die Blätter mit einem Messer eingeritzt. Der frische Saft wird dann einfach mit einem Behälter aufgefangen. Er ist dickflüssig und goldgelb. Eine andere Möglichkeit der Saftgewinnung ist, die Blätter und den Spross abzuschneiden, zu zerkleinern und zu maischen. Der Saft wird dann aus der Maische gepresst.

Der gekochte und eingedickte Saft (fünf Minuten kochen reicht aus) kann in Flaschen abgefüllt bis zu einem Jahr an einem kühlen, trockenen, dunklen Ort aufbewahrt werden. Der Kühlschrank allerdings ist dafür ungeeignet. 100 Gramm enthalten etwa 308 kcal.

Der Agaven-Sirup eignet sich auch hervorragend für die Küche, denn er enthält sehr viel Fruktose und süßt deshalb deutlich stärker als Zucker. 100 Gramm Saft süßen so stark wie 125 Gramm weißer Zucker bei 200 Kalorien weniger!

Das im Saft enthaltene Papain macht das Fleisch zarter und eignet sich deshalb besonders gut für Marinaden. Aber auch Desserts, Müsli, Joghurt, Getränke, Marmeladen und Konfitüren lassen sich mit dem Sirup bestens verfeinern, und Obstsalate bekommen einen süßen und noch fruchtigeren Geschmack.

Für einen süßen Hefeteig eignet sich der Agaven-Dicksaft ebenfalls sehr gut, da die Hefe in den Zuckermolekülen perfekte Nahrung und die notwendige Feuchtigkeit dazu findet.

Fertigprodukte:
Agave (Pflanze)
Agaven-Saft
Agaven-Salbe
Mescal/Tequila (Schnaps)

Aloe Vera
Aloe barbadensis miller

Historie
Aloe Vera ist eine der Heilpflanzen, die weltweit am höchsten verehrt wird und die von allen Aloe-Arten die meisten Wirkstoffe besitzt. Mittlerweile zählt man ganze 160 Inhaltsstoffe.[47]

Es gibt über 250 Arten dieses Liliengewächses, das aus Ost- und Südafrika stammt, aber auch im Mittelmeerraum, Amerika, Asien, Australien und auf den Kanarischen Inseln zu finden ist.

Schon vor mehr als 6000 Jahren verwendeten die Ägypter die Aloe für Heilzwecke und ihre Schönheitspflege.[48] Die Griechen und Römer übernahmen von den Ägyptern das Wissen über die Heilkraft der Aloe. Aber auch in der chinesischen Heilkunde nimmt die Pflanze einen unverrückbaren Platz ein, und Feldärzten längst vergangener Zeiten diente sie gar als Wunderheilmittel.

Viele verschiedene Aloe-Arten sind im karibischen Raum beheimatet, die über die Kolonisatoren nach Amerika kamen. Die Wissenschaft vermutet deshalb, dass sie seit der Frühzeit zum Arzneischatz der karibischen Völker gehört. Diese glaubten, in der Aloe wohne eine Göttin, die dem Menschen durch Opfer und Gebete wohlgesonnen ist und ihn mit Frieden, Reichtum und Gesundheit beschenkt. Die Guajiro-Indianer, die im Grenzgebiet zwischen Venezuela und Kolumbien leben, betrachten die Aloe sogar als ein heiliges Wesen, weil sie immer grün ist, jede Trockenzeit übersteht und ohne Wurzeln gedeihen kann, und in Peru gilt der ausgepresste Saft der Pflanze als Lebenselixier.

Das älteste überlieferte Rezept stammt von den Maya aus Yucatan, die damit die »Sonnenmaß«-Krankheit heilen wollten, die angeblich durch das Betrachten einer bestimmten Eidechsenart übertragen wurde: Die Indianer glaubten nämlich, die Seele der Echse würde in den Kopf ihres Opfers klettern und sich dort in die Stirnhöhlen beißen. Der Saft der Aloe sollte die Seele des Reptils wieder aus dem Kopf vertreiben. Noch heute gebrauchen die Indios die Aloe als Heilpflanze und nennen sie, an ihren alten Glauben gebunden, *hunpets'k'in kih*, die »Agave der Sonnenechse«.[49]

Die karibische Aloe wurde in Europa hingegen erst im 16. Jahrhundert beachtet. Zunächst verwechselte man sie mit der afrikanischen Aloe *(Aloe ferox)*, die bereits seit dem Altertum bekannt war. Mönche des Jesuitenordens hatten für ihre Verbreitung gesorgt. Im 17. und 18. Jahrhundert wurde die Pflanze dann als abführende Arznei und bei Körperwürmern angewendet.[50]

Die Aloe galt in Europa lange Zeit als Hausmittel bei Verstopfung und als »Erste Hilfe« bei Schnittwunden. Neue pharmakologisch-medizinische Forschungen und Erfahrungen mit der Gewebetherapie scheinen die uralten Erkenntnisse der Erfahrungsheilkunde der Naturvölker mit der Pflanze zu bestätigen: Die Aloe-Therapie erhöht die Sehfähigkeit, heilt verschiedene Augenkrankheiten und kann bei Bronchialasthma erhebliche Linderung verschaffen. Auch Krankheiten, die mit dem Immunsystem zusammenhängen, kann Aloe positiv beeinflussen. Ebenso kann sie Verbrennungen oder bösartige Abszesse, die durch eine Strahlenbehandlung verursacht wurden, heilen.[51]

Heute wird Aloe Vera in Australien, Kuba, Venezuela, Haiti, Mexiko und in den USA (Florida, Texas, Kalifornien) für kommerzielle Zwecke gezüchtet.

Inhalts- und Wirkstoffe
Vitamin A, Vitamin B1, Vitamin B2, Vitamin B3, Vitamin B6, Vitamin B9, Vitamin B12, Vitamin C, Vitamin E, Kalzium, Phosphor, Kalium, Natrium, Chlorid, Magnesium, Enzyme, Aminosäuren, essentielle Fettsäuren, Saccharide, Saponine, ätherische Öle, Hydroxyanthracen-Derivate (bis 40 % Aloin), Anthracenderivate, Chromonderviate (Aloesine), Bitterstoffe (Aloenin)

Eigenschaften
Antiviral, antibakteriell, antimykotisch, immunstärkend, antiseptisch, reinigend, blutstillend, entzündungshemmend, keimtötend, schmerzstillend, beruhigend, fiebersenkend, stoffwechselfördernd, feuchtigkeitsspendend

Anwendung
Südamerika: Aus den Blättern und Wurzeln wird Seife gewonnen. Der Stängelsaft wird bei Kopfschmerzen und Hautneuralgien von außen aufgetragen und bei Husten und Verstopfung getrunken.

Antillen: Das frische Blätterfleisch wird auf Verbrennungen aufgetragen und bei Halskratzen, Husten und Verstopfung gegessen. Aufgüsse von Blättern und Stängeln werden bei Gonorrhöe, Nierenreizungen, Blasenentzündungen und zur Anregung der Menstruation getrunken. Bei Fieber bindet man die erhitzten Blätter unter die Füße.

Es gibt bei den karibischen Völkern kaum eine Krankheit oder ein Leiden, das nicht mit Aloe behandelt wird, deshalb nennen sie die Einheimischen auch *Sábila Sagrada,* »Die Heilige Wissende«, und in der Volksmedizin wird sie häufig mit magischen Formeln beschworen.

Allgemein: Schulmedizinisch wird Aloe bei akuter Obstipation (Verstopfung des Darmes) verschrieben und ist Bestandteil vieler Abführmittel, weil sie auch die Darmflora reinigt und insbesondere gegen Darmgeschwüre wirksam sein soll. Sie unterstützt den Blutbildungsprozess und soll der Entstehung von Tumoren entgegenwirken können. Das ist allerdings mit Vorsicht zu genießen, weil Aloe Vera allein gegen den Krebs sicherlich nichts ausrichten, sondern lediglich zur Heilung beitragen *kann*.

Das Harz der Aloe kann als medizinische Räucherung bei Halskratzen oder Husten verwendet werden. Die Gewebetherapie mit Aloe-Injektionen hingegen darf nur von einem Arzt durchgeführt werden, ebenso alle Augenbehandlungen. Aloe hilft auch bei Beschwerden in Magen, Darm und Gallenblase. Aloe-Gel kann man bei leichtem Sonnenbrand, Gesichtsneuralgien, Arthritis, Rheuma, trockener Haut, Akne und schlecht heilenden Wunden auftragen. Zudem regt das Gel oder Spray den Hautstoffwechsel an. Es kann direkt auf Wunden, bei Pilzbefall, bei Abszessen, Schuppenflechten oder auch bei Insektenstichen auf die betroffenen Hautstellen verteilt werden.

Aloe Vera-Saft wird in vielen Ländern täglich zur Stärkung des Körpers und der Abwehrkräfte getrunken und gilt als gutes Vorbeugemittel gegen Erkältungskrankheiten aller Art. Bei Diabetes, Magengeschwüren und Asthma wurde ebenso schon von guten Erfolgen einer Aloe-Trinkkur berichtet.[52]

Zubereitung (Rezepte)
Aloe Vera-Gesichtsmaske:
Für eine Aloe Vera-Gesichtsmaske benötigt man ein Blatt der Aloe Vera, einen Teelöffel Speisequark und einen Teelöffel Honig: Vom Blatt die Außenhaut entfernen und durch ein Sieb passieren. Das gewonnene Gel mit dem Honig und dem Quark gut verrühren, bis eine glatte Masse entstanden ist. Die Aloe-Maske möglichst sofort auftragen und mindestens zehn Minuten einwirken lassen, danach mit lauwarmem klarem Wasser abwaschen.

Aloe Vera-Gesichtswasser:
100 ml destilliertes Wasser mit ca. sieben Esslöffeln Aloe Vera-Gel (frisch oder als Fertigprodukt) vermengen. Das fertige Gesichtswasser wird in eine gut verschließbare Flasche abgefüllt und mindestens zwei Tage stehen gelassen. Ab und zu sollte die Flasche geschüttelt werden, um die Inhaltsstoffe optimal miteinander zu

verbinden. Das Aloe Vera-Gesichtswasser kann im Kühlschrank problemlos mehrere Wochen aufbewahrt werden.

Aloe Vera-Körperlotion:
Von zwei mittelgroßen Aloe Vera-Blättern die Außenhaut entfernen und durch ein Sieb passieren. Das frische Gel mit ca. 80 Gramm kalt gepresstem Olivenöl (Mandelöl) vermengen. In eine gut schließende Flasche abfüllen. Die Mischung muss nun zwei Wochen an einem kühlen dunklen Ort aufbewahrt werden (der Kühlschrank ist dazu nicht geeignet, besser im Keller). Hin und wieder gut durchschütteln, um die Inhaltsstoffe optimal zu verbinden. Das Gemisch anschließend durch ein Leinentuch pressen und in eine dunkle Flasche füllen. Um das Olivenöl haltbarer zu machen, empfiehlt sich die Zugabe (fünf bis sechs Tropfen) von Vitamin-E-Azetat, das man in Apotheken erwerben kann.

Aloe Vera-Massage-Gel:
Für ein Aloe Vera-Massage-Gel mischt man 50 ml Aloe Vera-Öl mit 25 ml Sesamöl, zehn ml Weizenkeimöl und fünf Tropfen Teebaumöl und füllt alles in eine dunkle, gut schließende Flasche. Die Mischung gut durchschütteln. Man kann das Öl sofort verwenden. Für sehr trockene Haut kann man das Massage-Gel gleich nach dem Duschen oder Baden auf die noch feuchte Haut auftragen.

Aloe Vera bei Verbrennungen:
Aus einem frisch abgeschnittenen Aloe Vera-Blatt drückt man mit Hilfe eines Messers das Gel heraus und trägt es großzügig auf die betroffenen Hautstellen auf. Das Gel gut antrocknen lassen. Diesen Vorgang mehrmals täglich wiederholen, die Wunde wird schnell und meist narbenfrei verheilen. Selbstverständlich kann man zur Behandlung auch ein Aloe Vera-Gel kaufen, wenn man keine Pflanze besitzt.

Aloe Vera gegen geschwollene Augen:
Bei geschwollenen und müden Augen ca. 15 ml Aloe Vera-Gel mit 100 ml destilliertem Wasser vermengen und in einem Beutel oder

passenden Gefäß (Eiswürfelform) einfrieren. Die gefrorenen Würfel vorsichtig und nicht zu lange (Erfrierungen!) an die geschwollenen Augen halten, immer wieder Pausen machen. Nach einigen Minuten wird man ein deutliches Abschwellen sehen und Linderung verspüren.

Aloe Vera bei Schürfwunden
und sonstigen Hautverletzungen:
Wunde gründlich reinigen, großzügig Aloe Vera-Saft oder -Blattgel auftragen, eintrocknen lassen und eine weitere Schicht auftragen. Dies wird täglich mehrfach wiederholt. Das lindert den Schmerz, die Wunde heilt schnell und Entzündungen wird vorgebeugt.

Aloe Vera bei Prellungen, Verletzungen, Entzündungen
Etwa 15 ml Aloe Vera-Gel mit 100 ml destilliertem Wasser vermengen und in einem Beutel oder passenden Gefäß (Eiswürfelform) einfrieren. Bei Bedarf wird die betroffene Stelle mit dem Aloe Vera-Eiswürfel gekühlt, bis das Eis geschmolzen ist (öfter eine Pause machen wegen Erfrierungen)

Aloe Vera bei Verstauchungen und Zerrungen:
Eine Mullkompresse mit Aloe Vera-Saft oder -Gel tränken, auf die betroffene Partie auflegen und mit einem Verband fixieren.

Aloe Vera bei Insektenstichen:
Aloe Vera-Saft direkt auf die betroffene Stelle mehrmals täglich auftragen. Besser ist es jedoch, wenn man sich in der freien Natur aufhalten will, sich vorher mit Aloe Vera-Saft oder -Gel einzureiben. Die Insekten mögen den Geruch nicht und bleiben weg.

Aloe Vera bei Körpergeruch:
Aloe Vera ist ein natürliches Deodorant. Im Vergleich zu vielen anderen Produkten unterdrückt Aloe Vera nicht die normalen Ausscheidungsfunktionen der Haut, sondern fördert die Schweißableitung und sorgt mit ihrer leicht bakteriziden Wirkung dafür, dass sich erst gar kein unangenehmer Geruch bilden kann. Der

entsteht nämlich erst, wenn der Schweiß durch Bakterien zersetzt wird. Aloe Vera-Saft unter den Armen und wenn nötig auch an den Füßen verreiben.

Fertigprodukte:
Aloe Vera-Pflanze
Aloe Vera-Salbe
Aloe Vera-Lotion
Aloe Vera-Shampoo
Aloe Vera-Creme/Salbe
Aloe Vera-Gel
Aloe Vera-Balsam
Aloe Vera-Kapseln
Aloe Vera-Saft
Aloe Vera-Harz
u. v. m.

Augentrost, Gewöhnlicher
Euphrasia rostkoviana

Historie
Schon seit dem Mittelalter gilt der Augentrost als Heilmittel gegen Husten, Schnupfen und Heiserkeit. In der Hauptsache soll er allerdings gegen diverse Augenleiden helfen.

Euphrasia bedeutet im Griechischen »Wohlbefinden, Frohmut« und derjenige, der diese Pflanze nutzt, soll in eine heitere Stimmung kommen. *Rostkovina* kommt von einem deutschen Arzt Ende des 18. Jahrhunderts. Im Volksmund wird die Pflanze auch *Augendank, Augustinuskraut, Herbstblümle, Wegleuchte* oder *Wiesenwolf* genannt.

Der Augentrost ist in ganz Europa verbreitet und bevorzugt trockene Rasenflächen, Waldränder und Weiden. Die Pflanze ist ein Halbschmarotzer, weil sie vielen anderen mit ihren Wurzeln die Nährstoffe entzieht.

Der Anbau des Augentrosts ist sehr schwierig, dennoch kann man ihn über Samen vermehren. Voraussetzung: Das Gelände muss von Wirtspflanzen bewachsen sein.

Inhalts- und Wirkstoffe
Aucubin, Flavonoide, Gerbstoffe, Bitterstoffe

Eigenschaften
Entzündungshemmend, adstringierend

Anwendung
Der Augentrost wirkt allgemein entzündungshemmend. In seiner Verwendung für die Augen ist er aber am berühmtesten: etwa bei tränenden Augen, Gerstenkörnern, Bindehaut- und Lidrandentzündungen. Aber auch im Nasen- und Nebenhöhlenbereich ist Augentrost verwendbar, denn sein Absud in gesalzenem Wasser lindert Entzündungen durch Heuschnupfen, Nebenhöhleninfekte, Schnupfen, bekämpft Nasentröpfeln und entstaut die Nebenhöhlen.

Zubereitung (Rezepte)
Augentrost-Tee:
Ein Esslöffel getrocknetes Kraut wird in 250 ml Wasser fünf Minuten gekocht. Anschließend nochmals fünf Minuten ziehen lassen. Davon täglich zwei bis drei Tassen trinken.

Augentrost für Augenspülungen:
Augentrost-Tee ansetzen und täglich drei bis viermal anwenden.

Augentrost für äußerliche Umschläge:
Etwa zwei Gramm getrocknetes Kraut in 100 ml kaltem Wasser ansetzen, kurz aufkochen und nach zwei Minuten durch ein Teesieb abgießen. Umschläge täglich drei bis viermal wiederholen.

Augentrost bei Gerstenkorn:
Etwa fünf Esslöffel getrocknetes Kraut mit 150 ml Wasser übergießen und zehn Minuten ziehen lassen. Danach in ein Teesieb abgießen, auf eine Mullbinde geben und auf das Gerstenkorn legen. Mehrmals täglich wiederholen.

Augentrost-Gesichtswasser:
Zwei Teelöffel Augentrost mit 250 ml kochendem Wasser überbrühen, zehn Minuten zugedeckt ziehen lassen und in ein Tee- oder Kaffeefilter abgießen. Mit einem Wattebausch morgens und abends die Haut damit abtupfen.

Fertigprodukte:
Augentrost-Tinktur
Augentrost-Tropfen

Bärentraube
Arctostaphylos uva-ursi

Historie

Der Name *Arctostaphylos uva-ursi* leitet sich von »Bär« und »Traube« ab, da die Bären von dieser Frucht sehr angetan waren.

Erstmals wurde die Bärentraube in dem englischen Kräuterbuch »Meddygon Myddvai« aus dem 13. Jahrhundert erwähnt und darin als Heilpflanze bei Erkrankungen der Harnwege, als »steinlösendes« Mittel empfohlen. Allerdings ging in den folgenden Jahrhunderten das Wissen über die Wirkung der Bärentraube als Harndesinfiziens (keimtötende Substanz) wieder verloren.

Der Apotheker und Pharmakologe Philipp Lorenz Geiger (1785–1836) erwähnte in einer seiner Publikationen, die im Jahre 1830 erschien, die Bärentraube nur noch im Zusammenhang mit Gerben, Schwarzfärben von Wolle und als Beigabe zu Rauchtabak. Tatsächlich mischten Indianer Nordamerikas Bärentraube in ihren Tabak und rauchten die Mischung, aus den Zweigen und Blättern brauten sie einen Tee gegen Kopfschmerzen und Skorbut.

Ihre Verbreitung als Arzneimittel in Europa fand die Pflanze erst im Laufe des 19. Jahrhunderts. Jüngere wissenschaftliche Studien belegen jedoch die antibakterielle Wirkung der Bärentraubenblätter.[53]

Die Bärentraube ist von der Iberischen Halbinsel über ganz Mitteleuropa bis hin zu Skandinavien zu finden, aber auch in Sibirien, Altai, dem Himalaya und in Nordamerika.

Inhalts- und Wirkstoffe

Arbutin, Gerbstoffe, Flavonglycoside, organische Säuren

Eigenschaften

Adstringierend, antibakteriell, harntreibend, tonisierend

Anwendung

Die Bärentraube ist adstringierend (zusammenziehend, abdichtend, reizmildernd), antiseptisch (Krankheitserreger abtötend) und diuretisch (fördert die Harnausscheidung), Eigenschaften, die bei Harnwegserkrankungen wie Blasenentzündung, Inkontinenz, Harnverhalt und Harnröhrenentzündung geschätzt werden. Durch den hohen Gehalt an Tannin wird die Pflanze aber auch bei Durchfall und zu starken Regelblutungen empfohlen. Durch die antiseptische Wirkung ist die Bärentraube hervorragend für Sitzbäder bei Scheidenentzündungen und Vagina-Infektionen geeignet.

Zubereitung (Rezepte)
Bärentrauben-Tee:

Ein bis zwei Teelöffel Bärentraubenblätter werden mit 250 ml kaltem (!) Wasser übergossen und 12 bis 24 Stunden unter gelegentlichem Umrühren stehen gelassen. Zum Trinken wird der Tee leicht angewärmt. Zwei bis drei Tassen täglich trinken.

Für Sitzbäder bei Scheidenentzündungen/Vagina-Infektionen wird ein Liter Tee in ein Sitzbad gegeben.

Bärentraubenblätter sind für sich alleine schon sehr wirksam, können aber auch sehr gut mit anderen Blasen- und Nierentees kombiniert werden.

Zu beachten ist, dass der Wirkstoff der Bärentraube nur bei nicht saurem Harn freigesetzt wird. Deshalb ist es sinnvoll, während der Behandlungszeit auf Fruchtsäfte, saures Obst und Gemüse zu verzichten.

Schwangere sollten auf die Behandlung mit Bärentraube verzichten!

Fertigprodukte:

Tabletten mit Bärentraubenextrakt
Getrocknete Bärentraubenblätter

Bergamotte
Citrus bergamia

Historie

Die Bergamotte ist eine Zitrusfrucht und hat ihren Namen von der italienischen Stadt Bergamo in der Lombardei erhalten, wo sie ursprünglich angebaut wurde. Im Jahre 1750 wurde sie von einem gewissen Nicolo Parisi zum ersten Mal gepflanzt. Die Bergamotte wird in Italien aber nur entlang eines schmalen, etwa einhundert Kilometer langen Küstenstreifens zwischen dem Ionischen und dem Tyrrhenischen Meer in Kalabrien angebaut.

Schon lange wird sie in der Naturheilkunde verwendet und ist dort von großer Bedeutung, wo das Öl früher in der Zahnmedizin, als Desinfektionsmittel bei Operationen und als Mittel gegen eiternde Wunden eingesetzt wurde. Die Anwendung der Bergamotte beschränkte sich lange Zeit nur auf Italien, und die Frucht gelangte erst in neuerer Zeit in den Export.

Der Bergamotte-Baum sieht ähnlich aus wie ein Orangenbaum und stammt ursprünglich aus Westindien, wird aber inzwischen in vielen anderen tropischen Gebieten angebaut. Durch das Auspressen der Fruchtschale wird ätherisches Öl gewonnen, das circa 40 Prozent Linalylactat enthält, außerdem Bergapthen, Terpineol und Limonen, das antiseptisch und stimmungsaufhellend wirkt. Man muss 200 Kilo Früchte pflücken, um nur einen Liter Öl zu gewinnen. Aber die Mühe lohnt sich, denn die Essenz enthält über 350 verschiedene Aromen und übertrifft viele andere natürliche Duftstoffe an Komplexität.

Bergamotte-Öl wird auch als Parfümrohstoff verwendet und ist in praktisch allen Parfüms als Kopfnote, aber auch in Duftwässern enthalten.

Inhalts- und Wirkstoffe
Linalylacetat, Linalool, Terpene, Bergapten, Dihydrocuminalkohol, Nerol, d-Limonen, Bergaptol, Limettin und Bergamottin

Eigenschaften
Angstlösend, antiseptisch, antiviral, beruhigend, entspannend, krampflösend, tonisierend

Anwendung
Bei Angst, Depression und Stressüberlastung kann Bergamotte Stimmungsaufhellend und Nervenentspannend wirken und hat auch eine ausgleichende Wirkung bei emotionalen Schwankungen. Sie kann anregen, tonisieren und wird ebenso erfolgreich bei der Raucherentwöhnung eingesetzt.

Innere Anwendung von Bergamotte bei Abgeschlagenheit, Appetitmangel, Magersucht, Blähungen, Darminfektionen, Darmkoliken, Darmparasiten, Fieber, Nervosität und Wechselbeschwerden.

Äußere Anwendung mit Kompressen und Waschungen bei schlecht heilenden Wunden, Hautpflege bei Akne, fetter und unreiner Haut, Wadenkompressen bei Fieber, hilft auch gegen Herpesbläschen, als Gurgelwasser bei Halsentzündungen, hilft bei Entzündungen der Blase und der Scheide, bei Entzündungen im Mundbereich, ist vernarbungsfördernd und wundheilend.

Zubereitung (Rezepte)
Bergamotte für Wunden:
Zwei bis vier Tropfen Bergamotte-Öl in einen Teelöffel Honig einrühren und in einem Glas lauwarmem Wasser auflösen. Eine Kompresse tränken und auf die Wunde legen. Anwendung zwei- bis dreimal täglich. Die Lösung kann auch für Waschungen verwendet werden.

Bergamotte zur inneren Anwendung:
Ein bis drei Tropfen Bergamotte-Öl in einen Teelöffel Honig einrühren und in einer Tasse lauwarmem Tee (am besten harmoniert
Kräutertee) auflösen. Zwei bis drei Tassen über den Tag verteilt
trinken.

Bergamotte bei Fieber:
Zwei bis vier Tropfen Bergamotte-Öl in einen Teelöffel Honig einrühren und in einem Glas lauwarmem Wasser auflösen. Als Wa-
denkompresse verwenden.

Bergamotte gegen Herpes:
Öl pur auf Herpesbläschen auftragen, Anwendung mehrmals
täglich.

Bergamotte zum Gurgeln und Spülen:
Zwei bis vier Tropfen Bergamotte-Öl in einen Teelöffel Honig einrühren und in einem Glas lauwarmem Wasser auflösen. Als Gurgelwasser bzw. Mundspülung. Für jede Anwendung ein frisches
Wasser herstellen und ein neues Glas verwenden.

Bergamotte als Sitzbad:
Acht bis zehn Tropfen Bergamotte-Öl ins Sitzbad geben.

Bergamotte-Massageöl:
Sechs bis acht Tropfen Bergamotte-Öl in 100 ml Trägeröl (z. B.
Mandelöl) geben und gut schütteln. In einer dunklen Flasche
kühl und trocken lagern. Möglichst schnell aufbrauchen.

Fertigprodukte:
Bergamotte-Öl
Tee mit Bergamotte
Bergamotte-Gesichtswasser

Berufkraut, Kanadisches

Erigeron canadensis

Historie

Das Kanadische Berufkraut wurde erst im 17. Jahrhundert in Europa eingeführt.

Die ein Meter hohe Pflanze stammt ursprünglich aus Kanada und dem Norden der USA. Heute ist sie in den milden Gegenden Europas sehr verbreitet und gedeiht dank ihrer langen Wurzeln auch an Standorten, die anderen Gewächsen zu trocken sind. Bei uns wurde die Pflanze erst im 18. Jahrhundert bekannt. Der Volksmund nannte sie *Hexenbesen*, *Dürrwurz* oder *Franzosenstängel*.

Erigeron stammt aus dem Griechischen und meint »früh« und »Greis«, eine Anspielung auf die weißen Haare an den Blüten, die früh verwelken.

Da das Kanadische Berufkraut erst so spät nach Europa kam, kannten die antiken Kräuterkundler die Pflanze nicht, und auch die mittelalterlichen Autoren erwähnten es in ihren Büchern nicht. Deshalb drang das Gewächs nur sehr langsam in das Bewusstsein unserer Volksheilkunde.

Berufkräuter sind Pflanzen, die früher benutzt wurden, um vor bösen Geistern zu schützen, etwa Neugeborene, die vor allem vor bösen Mächten bewahrt werden sollten. Zur Bekämpfung solcher »Berufungen« durch Geister und Dämonen wurden Berufkräuter in die Wiegen gelegt.

Inhalts- und Wirkstoffe

Gerbstoff, Gerbsäure, Ätherische Öle (Citronellal, Linalol), Flavone, Cholin, Kaffeesäure, Beta-Sitosterol

Eigenschaften

Adstringierend, blutstillend, harntreibend, tonisierend

Anwendung
Das Berufkraut wird bei Durchfall, zu starker Monatsblutung und bei Bronchitis verwendet, da es eine starke adstringierende (abdichtende, zusammenziehende, reizmildernde) Wirkung hat. Als Diuretikum (wasserausschwemmendes Mittel) wird es vor allem bei einer Blasenentzündung eingesetzt. Dank seiner entzündungshemmenden Eigenschaften lindert es aber auch Gicht, Rheuma und Arthritis.

Zubereitung (Rezepte)
Berufkraut-Tee:
Einen Teelöffel frisches oder getrocknetes Kraut mit 250 ml kochendem Wasser übergießen, zehn Minuten ziehen lassen und danach abseihen. Es werden zwei bis drei Tassen täglich getrunken, der Tee kann auch für Spülungen, Waschungen, Umschläge, Sitzbäder usw. verwendet werden.

Bibernelle (Kleine)
Pimpinella saxifraga

Historie
Die Kleine Bibernelle stammt aus Süd- und Nordeuropa, Zentral- und Kleinasien sowie aus dem Kaukasus. Sie bevorzugt, im Gegensatz zur Großen Bibernelle, sonnige, mäßig trockene und nährstoffarme Trockenrasen und kommt wildwachsend auf Wiesen, Weiden und an Straßenrändern vor.

Die Pflanze taucht in vielen Sagen auf. In den Zeiten der Pest sollen Zwerge, Moosfräuleins oder auch Vögel bedrängten Menschen empfohlen haben, die Bibernelle als Heilmittel zu verwenden. Otto Brunfels berichtete bereits 1532 über die »Pestwurzel« in seinem Kräuterbuch:

»Bibernell treibt das pestilenzische gyfft von dem hertzen.«

Man schrieb dem Doldengewächs aber auch noch Heilkraft bei der Cholera zu. So erzählt man sich, dass im Jahre 1611 in Werdenberg bei St. Gallen, als der »Große Tod« wütete, aus den Lüften der Ruf erscholl: »*Eßt Knoblauch und Bibernelle, dann sterbet ihr nit so schnelle!*«[54] Die Menschen folgten dieser »Offenbarung« und tatsächlich soll die Seuche daraufhin auch ausgemerzt worden sein.

Die Bibernelle, die im Volksmund wegen ihres »bockigen« Geruchs auch *Bockspeterlein* genannt wird, hatte aber auch noch andere Qualitäten: Wollte ein junger Mann das Herz seiner Angebeteten gewinnen, musste er ihr heimlich eine Wurzel in die Tasche stecken. Über die Wirkungsweise ist allerdings nichts überliefert.

Auch die Herkunft des Namens *Pimpinella* ist unklar. Einige Autoren leiten ihn vom lateinischen »bipinella« (doppelt geflügelt) ab, weil die Blätter der Pflanze gefiedert sind. Das Epitheton *Saxifraga* hingegen stammt vom lateinischen »saxum« (Fels) und »frangere« (brechen) ab. Andere Bezeichnungen im Volksmund sind *Bockwurz*, *Pfefferwurz* oder *Pimpernelle*.

Heutige wissenschaftliche Untersuchungen bestätigen, dass die Gerb- und Bitterstoffe sowie die Saponine (natürliche Substanzen) der Bibernelle eine heilkräftige Wirkung zeigen.

Inhalts- und Wirkstoffe
Ätherisches Öl, Gerbstoffe, Saponine, Polyacetylene, Cumarine, Furocumarin, Pimpinellin

Eigenschaften
Adstringierend, blutreinigend, blutstillend, entzündungshemmend, harntreibend, schleimlösend, schweißtreibend

Anwendung

Die Wurzel der Bibernelle, die einen stark harzigen Geruch hat, wirkt schleimlösend, auswurffördernd und leicht entzündungshemmend. Fertigpräparate, aber auch Tee, werden bei Katarrhen der oberen Atemwege und als Gurgelmittel gegen Entzündungen im Mund- und Rachenraum empfohlen. Allerdings ist die Wirkung als Auswurfmittel bei Husten so stark, dass man Bibernelle in Apotheken nur auf Rezept bekommt. In der Volksmedizin nutzt man die Wurzel auch als harntreibendes Mittel oder bei Verdauungsstörungen. Sie gilt seit jeher als steinlösend und schmerzlindernd bei Darmkoliken. Schon der berühmte Pfarrer Kneipp verwendete sie als Mittel zur Reinigung von Lunge, Niere und Blase und zur Behandlung von Gicht und Nierensteinen.

Zubereitung (Rezepte)
Bibernelle-Tee:
Ein gehäufter Teelöffel getrocknete Wurzel wird mit 250 ml kaltem Wasser übergossen und zum Sieden gebracht. Eine Minute ziehen lassen und danach abseihen. Es werden täglich drei Tassen getrunken.

Bibernelle zum Gurgeln:
Zum Gurgeln bei Entzündungen im Hals- und Mundraum werden zwei Teelöffel getrocknete Wurzel mit 250 ml kaltem Wasser übergossen, anschließend zum Sieden gebracht und ca. zwei Minuten ziehen gelassen. Im Teesieb abgießen.

Fertigprodukte:
Bibernelle-Tinktur
Bibernelle-Tee

Blutweiderich
Lythrum salicaria

Historie

Blutweiderich ist vor allem in Europa, Asien und Australien verbreitet. In Nordamerika hingegen ist er ein Neophyt, also eine Pflanze, die bewusst oder unbewusst, direkt oder indirekt von Menschen nach 1492 (dem Jahr der Entdeckung Amerikas durch Christoph Kolumbus) eingeführt wurde.

Blutweiderich ist häufig in Röhrichten und Sümpfen, an Ufern von Seen, Flüssen, Bächen und Kanälen verbreitet. Er bevorzugt vor allem tiefere Lagen, kommt aber auch in Mittelgebirgen vor. Besonders nasse, wechselfeuchte, zeitweise überschwemmte, nährstoffreiche Sumpfhumusböden sind sein Revier.

Aufgrund des hohen Gerbstoffgehalts gerbte man schon im 16. Jahrhundert Leder mit Blutweiderichsaft und imprägnierte damit Holz und Seile, um schnelle Fäulnis im Wasser zu verhindern. Aufgrund dieser Gerbstoffe besitzt die Pflanze adstringierende (reizmildernde), bakterizide, blutstillende und harntreibende Eigenschaften.

Die Blüten und der Wurzelstock des Blutweiderichs wurden in der Volksmedizin als Heilmittel eingesetzt, vor allem während der Choleraepidemie im 19. Jahrhundert. Aber auch als blutstillendes Mittel wurde die Pflanze verwendet, was ihr wohl ihren Namen gab (oder die Farbe ihrer Blüten). Mit ihrem roten Farbstoff wurde früher sogar Zucker gefärbt. Im Volksmund wird die Pflanze auch *Blutkraut* oder *Stolzer Heinrich* genannt.

Man sagt auch, wenn man den Blutweiderich um das Haus herum sät, würde er Dämonen fernhalten.[55] Gleichzeitig gilt er auch als Pflanze der Versöhnung: Schenkt man einen Zweig einem Menschen, mit dem man im Streit liegt, so wird er zum Freund.

In Nordamerika hingegen hat der Blutweiderich keinen so guten Ruf. Einst als Heil- und Gartenpflanze eingeführt, breitete er sich rasch aus und gilt heute als »Unkraut«, das sogar die Fließgeschwindigkeit von Flüssen und Kanälen beeinträchtigen kann. Die Pflanze wird deshalb durch das Aussetzen von Schadinsekten bekämpft, die sich auf Blutweiderich spezialisiert haben wie etwa der Rüsselkäfer.

Inhalts- und Wirkstoffe
Anthocyanin, Beta-Sitosterol, Gerbstoff, Gerbsäure, ätherisches Öl, Vitexin

Eigenschaften
Antibakteriell, adstringierend, blutstillend, blutzuckersenkend

Anwendung
Wegen seinem hohen Tanningehalt (Gerbsäure) wird Blutweiderich vor allem bei Durchfall, verschiedenen Darm- und Magenentzündungen, Weißfluss, zu starker Monatsblutung, Fibromblutungen, Beingeschwüren und Hämorrhoidenblutungen empfohlen.

Zubereitung (Rezepte) oder Fertigprodukte
Blutweiderich-Tinktur:
50 Gramm getrocknetes und zerkleinertes Kraut wird mit 250 ml Obst- oder Kornbrand angesetzt. Etwa vier Wochen an einem warmen (möglichst gleichmäßige Wärme) Platz stehen lassen und täglich schütteln. Gründlich abfiltern und in eine gut verschließbare, dunkle Flasche abfüllen. Täglich einen Teelöffel einnehmen.

Blutweiderich-Tee:
Einen Teelöffel blühendes Kraut oder die Wurzel mit 150 ml kochendem Wasser übergießen und abgedeckt 15 Minuten ziehen lassen. Anschließend durch ein Teesieb abgießen. Es werden ein bis zwei Tassen täglich getrunken. Der Tee kann auch für Sitzbäder und Waschungen verwendet werden.

Blutweiderich-Likör:
15 Gramm frische blühende Stängel Blutweiderich mit einem Liter Branntwein, 250 ml gutem Rotwein und 250 Gramm braunem

Kandiszucker in eine Flasche geben und fünf Tage stehen lassen. Anschließend gut abseihen und in eine Flasche abfiltrieren.

Aus 250 ml Rotwein und 250 Gramm braunem Kandiszucker eine Zuckerlösung kochen und nach dem Abkühlen dem Alkohol hinzufügen. Etwa drei Wochen an einem kühlen Ort reifen lassen (der Kühlschrank ist dafür ungeeignet, besser ist der Keller).

Blutweiderich-Blütensirup:
Frische Blüten mit Wasser (oder Rotwein) bedecken und kurz aufkochen, bis sich der Farbstoff löst. Anschließend mit Zucker bis zum Verhältnis 1:1 einkochen, damit eine sirupähnliche Konsistenz entsteht. Ein bis zwei Teelöffel täglich einnehmen.

Blutwurz
Potentilla tormentilla

Historie
Der Name der Pflanze kommt von »potens« (kräftig) und »tormen« (Kolik, Leibschmerz). Im Volksmund nennt man sie auch *Rotwurz, Siebenfingerkraut* oder *Tormentill.*

Im Mittelalter wurde die Pflanze als Pestkraut verwendet und ein geflügeltes Wort sagt: »Esst Tormentill und Bibernell, dann sterbt Ihr nit so schnell!«[56] Zu jener Zeit wurden mit Blutwurz verschiedene Drogen bezeichnet, denen man blutstillende Eigenschaften nachsagte. Vor allem der »Tormentill« gilt in der modernen Kräuterheilkunde als gut verträgliche Gerbstoffdroge, die akute Durchfälle lindert.

Auch heute noch wird im Bayrischen Wald ein starker Schnaps aus der Blutwurz gebrannt, der eine verdauungsfördernde Wirkung besitzt.

Inhalts- und Wirkstoffe
Gerbstoff, Gerbsäure, roter Farbstoff, Harz, Tormentillin, ätherisches Öl

Eigenschaften
Adstringierend, antibakteriell, blutstillend, entgiftend, immunstimulierend, krampflösend

Anwendung
Die Wurzel der Blutwurz wirkt sehr schnell bei chronischen und vorübergehenden Darmentzündungen und gilt daher als die beste adstringierende Pflanzendroge. Auch bei Durchfall, Hämorrhoiden, Weißfluss und Harninkontinenz ist sie gut zu verwenden. Bei Entzündungen des Halses, des Zahnfleisches oder der Mundhöhle wird ein Mundbad empfohlen. Die Blutwurz wirkt darüber hinaus anregend und kräftigend.

Zubereitung (Rezepte)
Blutwurz-Tee:
Ein bis zwei Teelöffel Blutwurz mit einer Tasse kochendem Wasser übergießen und ca. zehn Minuten ziehen lassen. Danach abseihen. Es werden zwei bis drei Tassen täglich getrunken.

Nach sechs Wochen Kuranwendung sollte man eine Pause von zwei bis vier Wochen einlegen, um eventuelle unerwünschte Langzeitwirkungen zu verhindern und um die Wirksamkeit zu erhalten, die ansonsten durch Gewöhnung des Körpers nachlassen könnte.

Äußerlich kann der Tee als Spülungen, Umschläge, Bäder oder Waschungen angewendet werden.

Blutwurz-Tinktur:
Um eine Blutwurz-Tinktur selbst herzustellen, nimmt man einen Glasbehälter mit Schraubverschluss, füllt den Blutwurz hinein und übergießt ihn mit Doppelkorn oder Weingeist, bis alle Pflanzenteile bedeckt sind. Diese Mischung lässt man verschlossen für vier bis sechs Wochen ziehen. Dann abseihen und in eine dunkle (!)

Flasche abfüllen. Von der Tinktur nimmt man ein- bis dreimal täglich 10 bis 50 Tropfen ein. Mann kann diese auch ohne weiteres verdünnen, wenn sie zu konzentriert ist.

Äußerlich kann die verdünnte (!) Tinktur wie auch der Tee für Spülungen, Mundspülungen, Umschläge, Bäder oder Waschungen angewendet werden.

Blutwurz-Schnaps:
1,5 Liter Kornschnaps, 100 Gramm Blutwurz, zehn Gewürznelken, zehn Sternanisstücke und drei Kardamonkapseln in einem großen Glas ansetzen. Nach drei Wochen durch ein Teesieb abgießen und 20 bis 25 Stück braunen Kandiszucker dazugeben. Wenn der Zucker sich aufgelöst hat, kann der Schnaps in Flaschen abgefüllt werden.

Fertigprodukte:
Blutwurz-Schnaps oder Likör
Blutwurz-Kapseln
Blutwurz-Tinktur
Blutwurz-Tropfen
Blutwurz-Tee

Bohnenkraut
Satureja hortensis

Historie

Schon die alten Griechen schrieben dem Bohnenkraut aphrodisische Kräfte zu. So schreibt Ovid in »Ars amatoria« aber kritisch:

»Doch nie schone die Kraft!
Nur eines bringt Fried und Versöhnung:
Liebesumarmung: damit leugne gehabten Genuß!
Einige schlagen vor, man solle die schädliche Pflanze Saturei essen.
Das ist meines Erachtens Gift«.[57]

Aber auch die römischen Kräuterfrauen zählten das Bohnenkraut zu den venerischen Liebeskräutern. Im 9. Jahrhundert soll es ausgerechnet von Benediktiner-Mönchen über die Alpen nach Mitteleuropa gebracht worden sein.

Die Pflanze wird auch in der »Capitulare de villis vel curtis imperii« vorgeschrieben. Die Capitulare ist eine Landgüterverordnung, die von Karl dem Großen als detaillierte Vorschrift über die Verwaltung der Krongüter vermutlich im Jahre 812 erlassen wurde.[58] Diese Verordnung ist eine der berühmtesten Quellen für die Wirtschafts-, Agrar- und Gartenbaugeschichte und wurde von Abt Ansegis von St. Wandrille aus dem Orden der Benediktiner in Aachen verfasst. Der Mönch griff dabei auch auf das noch vorhandene Wissen über die römische Landwirtschaft zurück.[59]

Auch die Benediktinerin Hildegard von Bingen (ca. 1098–1179) und der Kirchenlehrer Albertus Magnus (ca. 1200–1280) erwähnen die wirksamen Kräfte des Bohnenkrauts. Die »Pilgrim Fathers«, die Gründerväter der Vereinigten Staaten, brachten die Pflanze im Jahre 1620 auf der »Mayflower« nach Amerika.

Inhalts- und Wirkstoffe
Carvacrol, Cymol, Thymol, Gerbstoffe, Bitterstoffe, Sitosterin, Ursolsäure

Eigenschaften
Appetitanregend, verdauungsfördernd, immunstärkend, entzündungshemmend, antibakteriell, keimtötend, belebend, fungizid

Anwendung
Bohnenkraut ist verdauungsfördernd, appetitanregend und verhindert Blähungen. Zudem stimuliert es die körpereigene Abwehr und soll auch bei asthmatischen Beschwerden und bei Kindern mit Keuchhusten helfen. Wenn man es im Mörser zerstampft, hilft es gegen Schwellungen und Wespenstiche. Der Tee wird gegen Verschleimung der Bronchien und gegen Husten getrunken.

In der Pflanze ist ein ätherisches Öl enthalten, das Carvacrol, Cymol, Thymol und andere antimikrobielle Bestandteile enthält und dadurch vor allem gegen Bakterien, Viren und Pilze wirkt.

Als Zusatz mit Rosmarin, Thymian und Salbei kann man ein belebendes Bad bereiten.

Zubereitung (Rezepte)
Bohnenkraut-Tee:
Zwei bis drei Teelöffel getrocknetes Bohnenkraut mit heißem Wasser übergießen und ca. 15 Minuten ziehen lassen. Der Tee sollte ungesüßt getrunken werden. Er kann auch für Kompressen oder Umschläge verwendet werden.

Breitwegerich
Plantago major

Historie
Breitwegerich wächst auf Ödland, Rasenflächen, an Ufern und auf Weideflächen und ist sehr trittbeständig, weshalb er sich auch auf vielbenutzten Wegen hält.

Die Pflanze war ursprünglich in Europa heimisch und ist inzwischen weltweit verbreitet. In früheren Jahrhunderten gab es in unseren Wäldern noch viele schlangenbewohnte Gebiete. In ganz Europa war man deshalb davon überzeugt, dass der Breitwegerich vor Schlangenbissen schütze, wenn man nur einen frischen Stängel am Hosenbein befestigte.

Im Volksmund wird der Breitwegerich *Wegebreit*, *Wegetritt*, *Rippenblatt* oder auch *Saurüssel* genannt. Plantago leitet sich vom lateinischen »planta« (Fußsohle) ab.

Mit den europäischen Siedlern wurde der Breitwegerich in Nordamerika eingeführt. Die Indianer erkannten rasch, dass er auf den von Tritt und Wagenspur verdichteten Wegen wuchs, die nur von den Weißen mit ihren Siedlertrecks benutzt wurden, und er so über den ganzen Kontinent verbreitet wurde. Für die Eingeborenen war die Pflanze eine Anzeige für häufig begangene Stellen, während sie selbst beinahe spurlos durch die Wälder und Wiesen streunten. Deshalb gaben sie dem Breitwegerich auch den Namen: »Fußstapfen des Weißen Mannes«.

Breitwegerich galt früher als Heilmittel gegen Zahnschmerz und war ein weit verbreitetes Volksheilmittel.

Inhalts- und Wirkstoffe
Alantoin, Alkaloid, bittere Glykoside, Bitterstoff, Gerbstoff, Gerbsäure, Salizylsäure, Schleim

Eigenschaften
Abschwellend, adstringierend, blutreinigend, blutstillend, entzündungshemmend, harntreibend

Anwendung

Der Breitwegerich enthält Schleim-, Bitter- und Gerbstoffe, das Glykosid sowie andere Wirkstoffe. Der Saft oder Brei aus den Blättern wirkt entzündungshemmend und fördert zudem die Wundheilung. In der Naturheilkunde wird der Saft vor allem bei Magenschleimhautentzündungen eingesetzt, aber auch bei Magen-Darm-Geschwüren, Durchfall, Reizdarm, Blutungen der Harnwege, Atemwegskatarrh und Insektenstichen aller Art.

Aber auch den Wanderern kann er gute Dienste leisten, weil er fast überall auf den Wegen zu finden ist (s.u.). Als Tee wirkt die Pflanze gegen Halsschmerzen, Husten und kann Beschwerden der Verdauungsorgane lindern. Andere Eigenschaften der vielfältigen Pflanze sind: blutreinigend, harntreibend, gegen Durchfall, Darmentzündungen, Zahnfleischentzündungen, Würmer und Blasenschwäche, als Salbe auch gegen Rosazea-Akne und Flechten. Dokumentiert ist zudem, dass der Breitwegerich eine Aversion gegen Tabak hervorruft und deshalb auch bei Nikotinentzug hilfreich sein kann.

Zubereitung (Rezepte)
Breitwegerich-Tee:

Einen gehäuften Teelöffel getrocknete und zerkleinerte Breitwegerichblätter mit einer Tasse kochendem Wasser übergießen und fünf Minuten ziehen lassen. Anschließend abgießen. Täglich zwei bis drei Tassen über den Tag verteilt trinken.

Der Tee kann auch für Waschungen, Umschläge, zum Spülen und Gurgeln verwendet werden.

Breitwegerich bei Blasen und offenen Füßen (auch unterwegs):

Man pflückt die Blätter und walzt sie mit einem Stein, anschließend werden sie direkt als Einlage in den Schuh auf die Blase oder offene Stelle gelegt.

Auch gegen Schnitt- und Kratzwunden können die zerdrückten Blätter schon unterwegs direkt auf die Wunden aufgelegt werden.

Breitwegerich-Tinktur:
Frische Breitwegerich-Blätter in ein gut verschließbares Glas füllen und mit hochprozentigem Alkohol (Weingeist oder klarer Schnaps) übergießen. Das Glas gut verschließen und sechs Wochen an einem warmen Platz stehen lassen. Anschließend abfiltern und in eine dunkle Flasche abfüllen. Die verdünnte (!) Tinktur wird für Umschläge und Waschungen als auch zum Spülen und Gurgeln verwendet.

Breitwegerich zur Raucherentwöhnung:
Einen gehäuften Teelöffel zerriebene Breitwegerichblätter mit einer Tasse kochendem Wasser übergießen und fünf bis zehn Minuten ziehen lassen. Anschließend abgießen. Davon wird alle zwei Stunden ein Teelöffel eingenommen.

Brennnessel
Urtica dioica

Historie
Im Volksmund wird die Brennnessel auch *Haarnessel* oder *Hanfnessel* genannt. Urtica kommt von »urere« (brennen), weil die Haare der Pflanze den Ungeschickten stechen.

Früher wurde der Samen der Brennnessel Pferden mit ins Futter gegeben. So sollte deren Vitalität gesteigert und ihr Fell schön glänzend gemacht werden. Die Große Brennnessel vermehrt sich sowohl vegetativ, d. h. durch weitreichende Wurzelausläufer, als auch generativ durch Samen, die auch im Boden überwintern.

Die Brennnessel hat eine sehr lange Tradition:
Schon in der Alt-Steinzeit wurden aus der Pflanze Netze, Reusen, Tragtaschen und Fallstricke gemacht. Die Kelten glaubten in dem frischen Grün und der Form des Gewächses die Gestalt des

»Grünen Mannes« zu sehen, der als Gefährte der Erdgöttin dem Winterkönig die Wiesen und die Felder stritig machte. Mit Hilfe der Brennnessel konnte schließlich der Winterschwäche und dem Skorbut (»Scharbock«) der Garaus gemacht werden. Auch Totenhemden wurden aus Nesselstoff gewoben, da die Kelten glaubten, jeder der ein solches Kleidungsstück trug, würde wieder ins Dasein zurückkommen.

Die germanische Mythologie spricht von der »Donnernessel«, denn Nesseln waren das Symbol des Blitz- und Donnergottes Donar (auch »Thor«).

Die römischen Truppen Julius Caesars brachten die Brennnessel als Gesundheitselixier in ihre nordischen Provinzen. Aus ihren Fasern stellten sie Taue und Gewebe für Textilien, Netze und Stricke her, die fester als Leinen waren. Die Angelsachsen nannten die Pflanze »wergulu« (Gespinst).

Der römische Schriftsteller Marcellus Empiricus[60] schrieb, dass die Heilkunde seiner Zeit den Samen der Brennnessel als Magenmittel und ihre Wurzel gegen Nasenbluten verwendete.

Der Bauernphilosoph Arthur Hermes sah in der Brennnessel die Beschützerin des Gehöfts, die wie das Kettenhemd eines Ritters die Pfeile von schlechten Gedanken, des Neids und der Missgunst abwehrt. Der Wiedehopf, der als mittelalterlicher Zaubervogel galt und im damaligen Aberglauben in die Nähe von Hexen und Dämonen gestellt wurde, sollte aus diesem Grund sein Nest mit Brennnesseln ausstopfen.[61]

Um sich vor Blitzschlägen zu schützen, warfen die Menschen noch im Mittelalter einen Strauß aus Brennnesseln über das Dach ihrer Behausungen, mit der Hoffnung, sie würden dem Blitz den Weg zu den Erdgeistern zeigen, und wenn man am Johannistag[62] (24. Juni) einen Brennnesselpfannkuchen aß, sollte man immun gegen Elfen- und Nixenzauber sein.

Früher waren die ersten Brennnesseltriebe immer Bestandteil der »Neunkräutersuppe«, die man in manchen Gegenden auch heute noch als »Gründonnerstagssuppe« kennt. Durch deren Genuss wollten sich die heidnischen Bauern mit den Lebenskräften der erwachenden Natur verbinden.

Bis ins 20. Jahrhundert hinein waren auch die sogenannten »Blutreinigungskuren« mit der Brennnessel bekannt, da sie und andere Frühjahrskräuter harn- und schweißtreibend sind, aber auch den Stuhlgang und den Schleim in der Lunge lösen können.

Inhalts- und Wirkstoffe
Kalium, Kalzium, Kieselsäure, Ameisensäure, Essigsäure, biogene Amine (Histamin, Serotonin), Flavonoide, Karotinoide, Vitamin E

Eigenschaften
Blutreinigend, blutbildend, blutstillend, stoffwechselfördernd, appetitanregend, haarwuchsfördernd

Anwendung
Man verwendet die Brennnessel bei zu starken Regelblutungen, Uterusfibromen und Darmentzündungen, weil sie adstringierend (reizmildernd) wirkt. Gegen Hals- und Zahnfleischentzündungen wird eine Mundspülung angeraten. Die Pflanze ist ebenso ein hervorragendes Blutreinigungsmittel bei Hautkrankheiten wie Ekzemen, Schuppenflechten, Akne, Schuppen und anderen Flechten (meist Pilzinfektionen). Ebenso regt die Brennnessel auch die sekretorische Tätigkeit der Verdauungsorgane des Magens, der Bauchspeicheldrüse, der Leber und der Därme an, wobei sie auch den Harnsäuregehalt des Blutes verringert und rheumatische Beschwerden und Ischiasschmerzen lindert. Sie hilft aber auch bei Hepatitis und schwemmt Gallensteine aus.

Brennnessel-Plätzchen sollen gegen kindliches Bettnässen helfen, und bei andauernder Blutarmut und Müdigkeit gibt eine regelmäßige Einnahme Lebenskraft zurück.
Brennnessel-Essig, der täglich in die Kopfhaut eingerieben wird, soll zudem Haarausfall bekämpfen.

Zubereitung (Rezepte)

Brennnessel-Tee (Kraut):
Zwei bis drei Teelöffel getrocknetes Brennnesselkraut mit 150 ml kochendem Wasser übergießen und fünf bis zehn Minuten zugedeckt ziehen lassen. Zweimal täglich eine Tasse eine halbe Stunde nach den Mahlzeiten trinken.

Brennnesselwurzel-Tee:
Einen Teelöffel grobes Wurzelpulver mit 250 ml heißem Wasser überbrühen und fünf bis zehn Minuten ziehen lassen. Zweimal täglich eine Tasse eine halbe Stunde nach den Mahlzeiten trinken.

Brennnessel gegen vorzeitigen Haarausfall:
200 Gramm frisches Kraut in $1/2$ Liter Wasser und $1/2$ Essig etwa 20 Minuten kochen. Anschließend durch ein Sieb gießen und kalt werden lassen. Die Mischung in eine gut verschließbare Flasche abfüllen. Täglich die Kopfhaut damit massieren.

Brennnessel zur Blutreinigung:
Sechs Doppelhandvoll frische Brennnesselblätter, sechs Doppelhandvoll frische Brennnesselstängel, drei Doppelhandvoll frische Brennnesseltriebe zusammen in einen Entsafter geben und anschließend mit der fünf- bis zehnfachen Menge Wasser verdünnen. Löffelweise einnehmen.

Brennnessel gegen Schuppen:
50 Gramm Brennnesselwurzel und 500 ml Wasser aufkochen und fünf Minuten sieden lassen. Anschließend etwas abkühlen lassen und abseihen. Zwei- bis dreimal wöchentlich mit dem Sud die Haare waschen.

Brennnessel-Bad:
Eine Handvoll Brennnesselkraut mit zwei Litern Wasser aufkochen anschließend 20 Minuten ziehen lassen. Abgießen und dem Badewasser zugeben.

Brennnessel-Sirup:
100 Gramm getrocknete Brennnesselblätter in einem Mörser zermahlen bis, ein feines Pulver entstanden ist. Das Pulver mit 35 Gramm Honig mischen und in ein gut verschließbares Glas füllen. Vom Sirup sollte täglich morgens ein Esslöffel eingenommen werden, er kann aber auch aufs Frühstücks-Brötchen/-Brot geschmiert werden.

Fertigprodukte:
Brennnessel-Shampoo
Brennnessel-Tee
Brennnessel-Bad
Brennnessel-Duschgel
Brennnessel-Saft

Brombeere
Rubus fruticosus

Historie
Rubus kommt von »ruber« (rot) und fruticosus wird vom lateinischen »frutex« (Strauch) abgeleitet. Brom bedeutet auf Althochdeutsch: »bram« (Dorn). Der Name Brombeere leitet sich also von Dornbeere (»bramo-beri«) ab.

Einer Legende nach ist die Brombeere aus dem Blut entstanden, das die Götter im Kampf gegen die Titanen vergossen haben. Schon die Menschen in der Jungsteinzeit (etwa 9. Jh. v. Chr.) haben Brombeeren gegessen, was archäologische Ausgrabungen ergaben. Durch den Arzt Hippokrates (400 v. Chr.) fanden die Brombeersträucher, die über ganz Europa verbreitet sind, dann auch in der Medizin große Verwendung.

Die Brombeere war im Mittelalter tief im Aberglauben des Volkes verwurzelt, so hieß es etwa: »Viele Brombeeren – viel Schnee und strenger Winter!« Zudem glaubte man, mit den dornigen Brombeerzweigen Hexen und Geister erkennen zu können. Auch wurde eine reiche Brombeerblüte als Vorhersage für eine gute Weinlese angesehen, und tatsächlich wurden auch viele Weinberge mit ihren Hecken umgeben.

Es dauerte jedoch einige Jahrhunderte, bis aus der Waldbeere eine Gartenbeere wurde und die dornigen Sträucher an steinigen, unfruchtbaren Gartenstellen angepflanzt wurden. Erst Mitte des 19. Jahrhunderts wurden sie dann auch in größerem Umfang kultiviert und hielten Einzug in die Obstgärten.

Inhalts- und Wirkstoffe
Gerbstoffe (ca. acht Prozent Gallotannine), Pflanzensäure, Flavonoide

Eigenschaften
Adstringierend, blutreinigend, blutstillend, harntreibend, schleimlösend, tonisierend

Anwendung
Brombeerblätter kann man bei Durchfall, Weißfluss, Hämorrhoiden, Gicht, Rheuma, Anämie, Harnsteinen und Diabetes II verwenden, am häufigsten und mit großem Erfolg aber als Gurgelbad bei Halsentzündungen, Mundschleimentzündungen und anderen Entzündungen im Mund- und Rachenraum.

Zubereitung (Rezepte)
Brombeer-Tee:
Rezept 1: 1,5 Gramm (ein Teelöffel entspricht ca. 0,6 Gramm) getrocknete Brombeerblätter (fein zerschnitten) werden mit kochendem Wasser übergossen und nach 10 bis 15 Minuten Ziehen durch ein Teesieb abgegossen.

Rezept 2: Frische junge Brombeerblätter sammeln und leicht welken lassen. Danach zerdrücken (z. B. mit einem Nudelholz). Mit etwas Wasser bespritzen und die Blätter in ein Leinentuch knoten. Anschließend an einem warmen Ort aufhängen. Nach zwei bis drei Tagen sollten die Blätter ausgepackt und schnell getrocknet werden (sonst bildet sich Schimmel). In einem gut schließenden Gefäß kann dieser Tee wie schwarzer Tee aufbewahrt und zubereitet werden. Besonders gut schmeckt der Tee, wenn man zu den Brombeerblättern noch frische junge Himbeerblätter mischt (Mischungsverhältnis $1/3$ Himbeere und $2/3$ Brombeere). Beide Tees können auch zum Gurgeln und Spülen verwendet werden.

Brombeer-Saft:
Drei Kilogramm Brombeeren waschen, entstielen und verlesen. In einem Kochtopf zerdrücken und mit einem Liter Wasser zum Kochen bringen. Anschließend durch ein Tuch ablaufen lassen. Mit etwa zwei Kilogramm Zucker vermischen und nochmals aufkochen lassen. Ein Päckchen Einmachhilfe in den fertigen, aber nicht mehr kochenden Saft einrühren.

Brombeer-Likör:
Zwei Liter Brombeersaft mit einer Stange Zimt, fünf Gewürznelken, 500 Gramm Zucker und 500 Gramm Gelierzucker aufkochen lassen. Etwa 20 Minuten ziehen lassen. Anschließend den Zimt und die Nelken herausnehmen und einen Liter Rum dazugeben. Abkühlen lassen und in Flaschen abfüllen.

Fertigprodukte:
Frische Brombeeren
Brombeer-Saft
Brombeer-Wein
Brombeer-Likör
Brombeerblätter-Tee

Brunnenkresse
Nasturtium officinale

Historie

Schon seit der Antike ist die Brunnenkresse als Allheilmittel bekannt. Ihr wurde zugeschrieben, dass sie zu glatter Haut verhelfe und den Haarwuchs fördere. Sie wurde bei Verdauungsproblemen empfohlen, galt als harntreibend und gut für die Atemorgane. Außerdem würde sie die Galle »aus dem Leib treiben«. Auch die Römer schrieben der Brunnenkresse eine »den Verstand schärfende Wirkung« zu und verwendeten sie als Salat- und Gewürzpflanze. Im 14. Jahrhundert wurde sie in Frankreich in großen Kulturen angebaut.

Als die Benediktinermönche die Brunnenkresse entdeckten, nahmen sie diese in den Kreis der Pflanzen auf, die medizinisch als besonders wirksam angesehen wurden. Im frühen Mittelalter ist sie im »macer floridus«, dem wohl wichtigsten Werk der mittelalterlichen Klostermedizin, wie folgt beschrieben:

»Kochst Du das Kraut oder auch den Samen mit frischer Ziegenmilch und nimmst den Trunk lau zu Dir, so muss ein jeder Schmerz, der Deine Brust beklemmt, sich legen. Und wenn Du den Samen in lauem Wasser stampfst und trinkst, so macht er, wie es heißt, den harten Leib ganz weich. Mit Honig verzehrt aber bezähmt der Samen Deinen Husten.«[63]

Die alte Heilpflanze war im 17. Jahrhundert zudem ein geschätztes Mittel gegen Skorbut und ein wichtiger Vitamin C-Lieferant.[64] Kein Geringerer als Napoleon Bonaparte wollte sie später ebenfalls besitzen. Als er die Stadt Erfurt besuchte, heuerte er zwei der besten Gärtner der Haagschen Anlagen an. Im Jahre 1809 ließen diese in Saint Léonard nahe Paris und in Saint Gratien Anlagen nach dem gleichen Muster aufbauen, wie sie in Deutschland bestanden: So entstanden die Brunnenkresse-Gärten.

Inhalts- und Wirkstoffe
Vitamin A, Vitamin B1, Vitamin B2, Vitamin C, Vitamin E, Eisen, Jod, Phosphor, Kalzium, Senfölglykoside, Gerbstoffe, Bitterstoffe, Zucker, Raphanol, ätherisches Öl

Eigenschaften
Anregend, antibakteriell, blutreinigend, harntreibend, schleimlösend, Blutzucker senkend

Anwendung
In der Brunnenkresse finden sich schwefelhaltige Verbindungen und Rhodanide (wasserlösliche Salze), die sie zu einem hochwirksamen natürlichen Antibiotikum bei Blasenentzündungen und Bronchitis machen. Zubereitungen aus Brunnenkresse sind außerdem magenstärkend, blutbildend, wundheilend, leicht blutdrucksenkend und schmerzlindernd. Auch zur Entschlackung und gegen Darmparasiten wird die Pflanze verwendet.

Zubereitung (Rezepte)
Brunnenkresse-Tee:
Zwei Teelöffel frische zerkleinerte Blätter mit 250 ml heißem Wasser übergießen und 15 Minuten ziehen lassen. Täglich drei Tassen trinken.

Brunnenkresse-Kaltauszug (vitaminschonender als Tee):
100 frische Blätter in einen Liter kaltes Wasser geben und über Nacht ziehen lassen. Kann sofort nach dem Abseihen getrunken werden. Zwei bis drei Tassen täglich.

Fertigprodukte:
Brunnenkresse-Samen
Frische Brunnenkresse
Brunnenkresse-Saft

Chinarinden(baum)
Cinchona pubescens

Historie

Der Chinabaum wird auch »Fieberrindenbaum« genannt und gehört in die Familie der Rubiaceen. Dieser durch seine Rinde so nützliche Baum wächst in Südamerika, bevorzugt in Peru, auf den Bergen bei der Stadt Loja oder Loxa. Die Indios in Südamerika nannten den Chinarindenbaum *yarachuchu* (»Fiebertraum«) und bereiteten aus seiner Rinde Heilgetränke, die sie Fiebernden verabreichten. Die Aymara-Indianer erzählen davon, dass ein Fuchs in den Himmel gelangte und dort die besten Speisen fraß. Aber nur mit dem Kondor konnte er wieder auf die Erde heruntergelangen. Um jedoch nicht auf diesen angewiesen zu sein, knüpfte er aus Stroh ein Seil und ließ sich an ihm heruntergleiten. Bevor er sich aber an den Abstieg machte, trank er eine große Menge Chinarindentee. Aus dieser Geschichte entstand folgender indianischer Ursprungsmythos:

> *»Auf halbem Weg vom Himmel zur Erde begegnete ihm ein Papagei, den der Fuchs boshaft beleidigte. Da schlug der Papagei mit dem Schnabel nach dem Strohseil, sodass es riss. Der Fuchs stürzte auf die Erde und brach sich den Hals. Aber die Chinarinden-Samen fielen heraus aus seinem Bauch und verbreiteten sich auf der Hochebene, von wo sie die Menschen nahmen und überall anbauten. Der Fuchs aber wurde in ein Kraut verwandelt, das ebenso bitter schmeckt wie die Chinarinde.«*[65]

Legenden entstanden auch darüber, wie die Chinarinde von den Europäern entdeckt wurde: Etwa, dass ein von Fieber befallener brasilianischer Missionar von seinen treuen indianischen Helfern mit einem Heiltrank aus der Rinde behandelt und geheilt worden sein soll.[66] Oder: Als die Gemahlin des Vizekönigs von Peru, Gräfin Chinchon, in ein hitziges Wechselfieber verfiel und auf den Rat des Stadtrichters von Loxa mit dem besten Erfolg Gebrauch von der sogenannten Fieberrinde machte, verteilte sie diese nachher selbst mit den größten Empfehlungen, worauf es den Namen »Gräfinpulver« erhielt. Als sie die Austeilung den Jesuiten übergab, hieß es »Jesuitenpulver«, und als diese eine große Menge davon nach Europa an Kardinal Lugo sandten, nannte man es schließlich »Kardinalspulver«. Sicher ist jedoch, Chinarinde hat nichts mit dem Land China zu tun.

Im Jahre 1642 wurde die Chinarinde von den Jesuiten aus Mexiko und Peru nach Europa gebracht und als Heilmittel bald in ganz Europa bekannt. In der von den Jesuiten herausgegebenen »Schedula Romana« (1651) lobt der Apotheker Pietro Paolo Puccerini die fiebersenkenden und malariaheilenden Kräfte der Chinarinde.[67]

Die Abschälung der Rinde geschieht vom September bis zum November, weil es nur in dieser Jahreszeit auf den Bergen jener Gegenden nicht regnet, und die Rinde sorgfältig vor Nässe bewahrt werden muss. Junge Bäume schlagen nach dem Abschälen wieder aus, die alten sterben meistens ab. Man unterscheidet drei Sorten Chinarinde: weiße, gelbe und rote, von acht bis neun verschiedenen Gattungen des Geschlechtes Chinchona. Die Königs-Chinarinde wurde für die vorzüglichste gehalten. Die Engländer brachten schließlich die meiste Chinarinde, in Tierhäute eingenäht, nach Europa.[68] Doch im protestantischen England blieb man skeptisch, weil die Rinde mit den Jesuiten assoziiert wurde. Man nannte man sie deshalb auch verächtlich »Rinde der satanischen Papisten« und erklärte sie sogar als »illegal«. Die religiöse Ächtung ging so weit, dass Oliver Cromwell (1599–1658), Gründer der englischen Republik, an Malaria starb, weil er sich offenbar weigerte, die Rinde zu sich zu nehmen.[69]

Der Arzt und Begründer der Homöopathie, Christian Friedrich Samuel Hahnemann (1755–1843) hatte beim Testen der Chinarinde die homöopathische Ähnlichkeitsregel entdeckt: Als Gesunder wurde er von heftigen Fieberanfällen geschüttelt, also konnten auch Fieberkranke damit geheilt werden.[70]

Mit der Entdeckung des Chinins im Jahre 1820 nahm jedoch die Wichtigkeit der Chinarinde ab, mit der zudem durch Überdosierungen viel Unheil angerichtet worden war.

Inhalts- und Wirkstoffe

Bittere Alkaloide (Chinin, Chinidin, Cinchonidin), Gerbstoffe, Chinasäure, Bitterstoffglykoside

Eigenschaften

Keimtötend, fäulnishemmend, fiebersenkend, anregend

Anwendung

Die Chinarinde enthält Alkaloide wie Chinin und Chinidin sowie verschiedene Gerbstoffe, Chinasäure und Bitterstoffglykoside. Das Chinin heilt die Malaria und zusammen mit Chinidin zeigt es auch bei Grippe erstaunlich gute Heilwirkungen. In der Homöopathie wird Chinarinde als kräftigendes Tonikum bei Schwächezuständen gebraucht, aber auch bei periodischen Kopfschmerzen, Neuralgien, Bronchitis, Fieber, Gicht und Verdauungsstörungen.

Zubereitung (Rezepte)
Chinarinden-Tee:

Einen gestrichenen Teelöffel Chinarinde mit 250 ml kochendem Wasser übergießen und 10 Minuten ziehen lassen. Anschließend abseihen. Bis zu drei Tassen täglich trinken.

Fertigprodukte:

Chinarinden-Tropfen
Chinarinden-Tinktur
Chinarinden-Pulver

Essigrose
Rosa gallica

Historie

Fossile Funde beweisen, dass es Wildrosen schon lange vor dem Menschen gab und ihr Ursprung etwa 25 bis 30 Millionen Jahre zurückreicht.

Die Essigrose wurde bereits auf den sumerischen Tontafeln (etwa 3000 v. Chr.) dargestellt. Rosen, so wie wir sie heute kennen, gibt es hingegen erst seit 100 bis 120 Jahren.

Bereits im antiken Griechenland war die Rose von großer Bedeutung: Siegreich heimkehrende Soldaten wurden mit Rosenkränzen geehrt, und sie galten als Blumen der Aphrodite (der Göttin der Liebe und der Schönheit). Auch heute noch wird sie bei uns als Symbol der Liebe angesehen.

Im römischen Reich wurde der Brauch, Krieger mit Rosenkränzen für ihre Tapferkeit zu ehren, fortgeführt, und auch hier wurden Rosen mit der Venus (der Göttin der Liebe) verbunden. Zuerst gab es nur private Rosengärten, aber aufgrund der hohen Nachfrage der Römer nach Rosenblütenblättern wuchsen die Anbauflächen auf riesige Territorien an.

Mit den Blütenblättern wurden Kissen gefüllt oder auch Wein und Speisen parfümiert sowie Räume dekoriert, denn Rosen galten nun auch als Zeichen des Wohlstandes. Man erzählt, der römische Kaiser Heliogabal (204–222) soll im 3. Jahrhundert seine Gäste mit solch einer Rosenmenge überschüttet haben, dass einige sogar daran erstickten, mit Folgen, denn die Rose stand fortan für Dekadenz und Lasterhaftigkeit.

Gaius Plinius Secundus Maior (etwa 23–79), kurz Plinius der Ältere, ein römischer Gelehrter, der die »Naturalis historia«, eine der ersten Naturkunde-Enzyklopädien verfasste, empfahl, die Rose in den Salat zu mischen, um so schwere Depressionen zu heilen.

Nach dem Untergang des Römischen Reiches verloren die Pflanzen an Bedeutung. Erst um das Jahr 800 wurde auf Verordnung Karl des Großen (747–814) wieder mit dem Rosenanbau begonnen, und zwar als Arzneipflanze, die schnell als Allheilmittel galt.

Die Essigrose stammt aus dem Vorderen Orient, und eine gefüllte rote Rose soll von den Kreuzrittern nach Frankreich gebracht worden sein. Als eine der ältesten Arten gilt seither die »Französische Rose«, welche auch Essigrose oder Apothekenrose genannt wird und den Ursprung der europäischen Gartenrosen darstellt. Deshalb auch der Name »Rosa gallica«: Rosa kommt von »rhodon« (griech. Rose) und gallica heißt »französisch«.

Inhalts- und Wirkstoffe
Ätherische Öle, Gerbstoff, Gerbsäure, Geraniol, Saponine

Eigenschaften
Adstringierend, blutreinigend, blutstillend, nervenstärkend, lungenstärkend

Anwendung
Die Essigrose wirkt keimtötend auf Staphylokokken, Colibakterien und bei verschiedenen mikrobiellen Entzündungen der Bronchien, der Haut, der Harnwege und bei Blasenentzündungen. Rosenhonig kann man als Gurgelmittel bei allen Entzündungen im Hals- und Rachenraum verwenden. Bei Augenentzündungen sind Augenbäder oder Umschläge hilfreich.

Zubereitung (Rezepte)
Essigrosen-Tee:
Einen Teelöffel getrocknete Rosenblüten mit einer Tasse heißem Wasser übergießen und fünf bis zehn Minuten ziehen lassen. Der Tee kann auch zum Gurgeln, für Umschläge und Bäder verwendet werden.

Essigrosen-Ölauszug (verwendbar für Creme und Lotion):
Getrocknete Essigrosenknospen in ein gut verschließbares Glas
(z. B. Konservenglas) füllen und mit Jojoba- oder Mandelöl übergießen, bis die Knospen vollständig bedeckt sind. Das Glas gut
verschließen. An einem sonnigen, warmen Platz drei Wochen stehen lassen und gelegentlich schütteln. Durch einen Kaffee- oder
Teefilter abgießen (dauert je nach Menge einige Stunden). In eine
dunkle Flasche abfüllen und kühl und trocken lagern.

Essigrosen-Creme:
10 ml Essigrosen-Ölauszug (s. o.) mit fünf Gramm Sheabutter und
vier Gramm Tegomuls (Emulgator) in ein Glas geben. In ein ande-
res Glas 40 ml Wasser (z. B. destilliert, Mineralwasser, Rosenwas-
ser) gießen. Beide Gläser in ein Wasserbad stellen und erwärmen,
bis die festen Teile des ersten Glases geschmolzen sind. Nach und
nach das Wasser unter ständigem Rühren in die Fettmasse gießen.
Die Masse so lange rühren, bis sie auf Handwärme abgekühlt ist.
Anschließend 20 Tropfen ätherisches Rosenöl (und evtl., wenn
gewünscht, ein Konservierungsmittel) dazugeben und gut verrühren. In einen Salbentiegel füllen und gut verschließen. Die Creme
ist länger haltbar, wenn sie an einem kühlen Ort (z. B. im Kühlschrank) aufbewahrt wird.

Essigrosen-Lotion:
50 ml Essigrosen-Ölauszug (s. o.) mit 10 Gramm Tegomuls (Emulgator) und fünf Gramm Sheabutter in ein Glas geben. In ein an-
deres Glas 180 ml Wasser (z. B. destilliert, Mineralwasser, Rosen-
wasser) gießen. Beide Gläser in ein Wasserbad stellen und erwärmen, bis die festen Teile des ersten Glases geschmolzen sind.
    Nach und nach das Wasser unter ständigem Rühren in die Fett-
masse gießen. Die Masse so lange rühren, bis sie auf Handwärme
abgekühlt ist. Anschließend 50 Tropfen ätherisches Rosenöl (und
evtl., wenn gewünscht, ein Konservierungsmittel) dazugeben und
gut verrühren. Die Lotion in eine dunkle oder blickdichte Flasche
abfüllen und gut verschließen. Die Lotion ist länger haltbar, wenn
sie an einem kühlen Ort (z. B. im Kühlschrank) aufbewahrt wird.

Feigen(baum)
Ficus carica

Historie

Der lateinische Name ficus bedeutet »Feige« und das Artepitheton carica »aus Karien«, einer Landschaft in Kleinasien. Von dort kamen in der Antike getrocknete Feigen von ausgesuchter Qualität in den Handel.[71]

Der Feigenbaum zählt zu den ältesten Kulturpflanzen der Welt und wird in der Bibel als erster namentlich erwähnt: Nachdem Adam und Eva vom Baum der Erkenntnis gegessen hatten, wurden sie sich ihrer Nacktheit bewusst, hefteten sich Feigenblätter zusammen und machten sich daraus einen Schurz (Genesis 3,7). Die Metapher »Feigenblatt« für schamhafte Verhüllung stammt von daher. Die Feige ist auch der klassische Fruchtbaum in der Bibel, in der er 38-mal erwähnt wird, und steht im Alten Testament zudem für Frieden und Wohlstand.[72] Im Heiligen Buch finden sich zudem Hinweise zur Verwendung als Arznei.

Der unfruchtbare Feigenbaum hingegen, den Jesus nach dem Matthäus-Evangelium (21,19) in Jerusalem verflucht, steht für das Volk Gottes, das den Glauben verweigert, und wurde häufig für das Judentum und für häretische Sekten verwendet. In einem Haus in Jericho, das etwa 11 400 Jahre alt ist, wurden Überreste von bereits nicht mehr der Wildform entsprechenden Feigen gefunden.[73]

In der Mythologie hat der Feigenbaum auch eine negative Bedeutung: So sollten etwa Ungeheuer auf Scheiterhaufen aus Feigenholz verbrannt worden sein.[74]

Alle antiken Hochkulturen des mesopotamischen Raumes sowie des Mittelmeers nutzten die Feige: Die Assyrer bauten sie schon 3000 v. Chr. in ihren Gärten an. Auch die alten Ägypter waren mit dieser Pflanze vertraut: Feigen wurden als Grabbeigaben gefunden; in den medizinischen Papyri werden sie oft genannt und waren unter anderem auch ein Mittel für die Behandlung von Baucherkrankungen, Erkrankungen der Lunge, des Herzens sowie zur Bekämpfung von Schmerzen und dienten auch als Abführmittel. Die antike griechische Medizin übernahm diese Indikationen zum großen Teil.[75]

Dort war die Feige dem Gott Dionysos geheiligt und mit aphrodisischen Eigenschaften besetzt. In Sparta existierten ganze Kulte um den Feigen-Dionysos, da man der Ansicht war, er habe den Menschen die Feige gebracht.

Die Athener hingegen verboten die Ausfuhr ihrer Feigen, und jene, die gegen dieses Verbot verstießen, wurden »Sykophanten« genannt, aus dem später der Begriff »Denunzianten« wurde.

Bei den alten Römern war der Feigenbaum überwiegend positiv besetzt: Aus seinem Holz wurden zum Beispiel Figuren des Gottes Priapus (u. a. der Beschützer der Feigen) geschnitzt. In Rom waren die Feigen in allen Bevölkerungsschichten sehr beliebt. So soll der römische Koch Apicius seine Schweine mit syrischen Feigen gefüttert haben, um das Fleisch zur Vollendung zu bringen. In getrocknetem Zustand dienten sie denselben Zwecken wie Brot und vergleichbare Nahrungsmittel und zählten neben Dörräpfeln und -birnen zu den wichtigsten Wintervorräten der Landbevölkerung.

Der römische Politiker, Anwalt und Philosoph Cicero (106 v. Chr.–43 v. Chr.) erwähnt den Feigenbaum hingegen im Zusammenhang mit Selbstmord: Eine lebensmüde Frau erhängte sich an einem Feigenbaum, worauf der Nachbar den Witwer um Stecklinge bat.[76]

Kirchenvater Augustinus (354–430) sprach die sinnliche Bedeutung der Feige aus: »ficus foliis significantur pruritus libidinis« – »Feigenblätter bedeuten das Jucken der Sinnlichkeit«.[77] Aber auch der Koran erwähnt die Feige, beispielsweise in der 95. Sure: »Bei den Feigen- und Ölbäumen, beim Berg Sinai und bei dieser sicheren Ortschaft!«[78]

Die Geste, »jemandem die Feige zeigen«, ist in Südeuropa weit verbreitet: Man schiebt den Daumen zwischen Zeige- und Mittelfinger, was auf Kaiser Friedrich Barbarossa (etwa 1122–1190) zurückgeführt wird: Die Mailänder hatten seine Gattin Beatrix gedemütigt, indem sie diese mit dem Gesicht nach hinten auf einer Eselin durch die Stadt führten. Nachdem Friedrich die Stadt zurückerobert hatte, begnadigte er nur jene Leute, die mit ihren Zähnen eine Feige aus dem After einer Eselin holen und wieder zurückstecken konnten.[79] Seither galt die Geste nicht nur der Zurückweisung einer Zumutung, sondern auch der Abwehr gegen Verhexen, Verschreien und den bösen Blick.

Inhalts- und Wirkstoffe
Vitamin A, Vitamin B, Vitamin C, Eisen, Magnesium, Phosphor, Kalzium, Kalium, Ficine (Enzyme), Benzaldehyd, Invertzucker, Pektin, Fruchtsäuren, Fermente, Schleim

Eigenschaften
Antibakteriell, wurmtreibend, verdauungsfördernd

Anwendung
Der Zucker der Feigenfrucht hat eine mild abführende Wirkung, deshalb empfiehlt sie sich bei Verstopfung. Das Fruchtfleisch selbst eignet sich gut zur Linderung von äußerlichen Schmerzen und Entzündungen, Geschwülsten, Abszessen und Schwellungen. Zudem sollen Feigen auswurffördernd und bei Bronchitis günstig wirken. In der herkömmlichen Volksmedizin wird der Milchsaft des Baumes zur Linderung von Reizungen nach Insektenstichen sowie zur Beseitigung von Warzen verwendet. Niemals darf der Milchsaft jedoch innerlich angewendet werden!

Zubereitung (Rezepte)
Feigen bei Hühneraugen:
Das Fruchtfleisch einer frischen Feige abends auf das Hühnerauge legen und über Nacht darauf lassen. Morgens den Fuß mit heißem Wasser (ohne Zusätze) waschen und nach einer Stunde das Hühnerauge vorsichtig ablösen. Wenn notwendig Prozedur wiederholen.

Feigen bei Entzündungen, Schwellungen, Abszessen:
Das Fruchtfleisch einer frischen Feige direkt auf die betroffene Stelle auflegen und mindestens eine Stunde einwirken lassen. Täglich wiederholen. Feigen-Tee kann auch für Umschläge bei o. g. Leiden verwendet werden.

Feigen bei Bronchitis:
Mehrmals täglich Feigen-Tee trinken oder frische/getrocknete Feigen verzehren.

Feigen bei Verstopfung:
Etwa fünf getrocknete Feigen einige Stunden in Wasser oder Milch einlegen. Zuerst die Flüssigkeit trinken und anschließend die Früchte essen.

Fertigprodukte:
Frische Feigen
Getrocknete Feigen
Feigen-Tee
Feigen-Sirup

Gewürznelken
Syzygium aromaticum

Historie

Gewürznelken sind die stark duftenden, getrockneten Blüten-knospen des Gewürznelken-Baums, eines Myrtengewächses. Der Nelkenbaum ist in den Nordmolukken (Indonesien) heimisch und wurde zunächst auf den Inseln Ternate, Tidore, Bacan und an der Westküste Halmaheras kultiviert.

In China und Ägypten waren Nelken schon vor unserer Zeitrechnung ein sehr begehrtes Gewürz und zeitweise sogar mehr wert als pures Gold!

In Europa sind die Gewürznelken erst seit dem frühen Mittelalter in der breiten Öffentlichkeit bekannt, obwohl das Gewürz bereits im 4. Jahrhundert durch Kaiser Konstantin in unseren Kulturkreis gelangte. Aber erst im 15. Jahrhundert verschifften die Niederländer die Pflanze in großen Mengen hauptsächlich aus Ambon, einer indonesischen Insel in den Molukken.

In der Volks- und Naturmedizin wurden Gewürznelken verwendet, um den Geschmack von Kräuterpulver und anderen Zubereitungen zu verbessern, und auch zur Entkrampfung des Darmes herangezogen. Die Ärzte jener Zeit schätzten die desinfizierende Wirkung der Nelken, und als die Pest in Europa wütete, waren sie bei ihnen sehr bebliebt. Man bastelte Ketten aus den Nelken und hängte sie sich um den Hals, oder man kaute sie, während man Kranke besuchte oder die Toten bestattete, um nicht angesteckt zu werden. Später verwendete man deshalb die Gewürznelke auch für die Zubereitung von Desinfektionsmitteln für Mund, Rachen und Hals.

Bis heute werden Gewürznelken größtenteils in Amsterdam und Rotterdam umgeschlagen. Mittlerweile werden sie jedoch weltweit angebaut.

Inhalts- und Wirkstoffe
Ätherische Öle, Beta-Sitosterol, Ellagsäure, Flavonoide, Gerbstoff, Kämpferol, Salicylate

Eigenschaften
Antibakteriell, beruhigend, fungizid, krampflösend, schmerzstillend, schweißtreibend, appetitanregend, verdauungsfördernd

Anwendung
Das Kauen von Gewürznelken soll Zahnschmerzen lindern und bakterielle Infektionen von Zahnfleischentzündungen oder Kieferwunden nach dem Zahnziehen verhindern. Nelkenöl, das nicht unverdünnt angewendet werden darf, enthält keimhemmende Wirkstoffe, die sich sogar bei virusbedingten Leberentzündungen, Amöbenbefall und Tuberkulose bewährt haben.

Zubereitung (Rezepte)
Gewürznelken bei Zahnschmerzen und bakteriellen Infektionen im Mund:
Ein bis zwei Gewürznelken zerkauen und möglichst lange im Mund lassen. Brei anschließend ausspucken, nicht schlucken!

Gewürznelken-Tee:
10 Gramm Gewürznelken, 10 Gramm grob zerkleinerte Zimtstangen, 30 Gramm getrocknete Hagebutten, 60 Gramm getrocknete Apfelschalen und eine Prise Muskatnuss vermischen (die Mischung am besten ein paar Tage vorher zubereiten, um das Aroma zu verbessern). Zwei gehäufte Esslöffel mit 250 ml kochendem Wasser übergießen und zehn bis zwölf Minuten ziehen lassen.

Gewürznelken-Öl in Tee:
Ein bis zwei Tropfen Gewürznelken-Öl in eine große Tasse Kräutertee mischen.

Gewürznelken-Mundspülung:
Einen gehäuften Esslöffel Gewürznelken mit 250 ml kochendem Wasser übergießen und zehn bis zwölf Minuten ziehen lassen. Mit dem kalten Sud den Mund mehrfach spülen und anschließend ausspucken!

Fertigprodukte:
Gewürznelken
Gewürznelken-Öl

Goldrute, Gewöhnliche
Solidago virgaurea

Historie
Bereits die Germanen kannten die fäulnishemmenden Eigenschaften der Goldrute und benutzten sie zur Wundheilung und auch als Räucherpflanze.

Im Mittelalter war die Goldrute unter den Namen *Heilwundkraut*, *Machtheilkraut* und *Petrusstab* bekannt. Die Bezeichnung »Solidago« tauchte zum ersten Mal im 16. Jahrhundert auf und war zu jener Zeit ein Sammelbegriff für verschiedene Wundkräuter. Solidago virgaurea kommt von »solidum agere« (heilsam wirken), virgaurea von »virga« (Rute) und von »aurea« (golden) aufgrund der Farbe der Blüten.

In der Überlieferung des Christentums gilt der Korbblütler wegen seiner medizinischen Bedeutung als »Laurenzilorbeer« in Erinnerung an den Heiligen Laurentius von Rom, der im Jahre 258 den christlichen Märtyrertod starb.

Man berichtet, dass auch Martin Luther das Goldrutenkraut sehr schätzte und seine zahlreichen Gebrechen damit behandelt haben soll.

Die Goldrute ist zudem auch die »Nationalblume« der US-Bundesstaaten Nebraska und Kentucky geworden.

Inhalts- und Wirkstoffe
Saponin, Bitterstoff, Inulin, Gerbstoff, ätherisches Öl

Eigenschaften
Adstringierend, harntreibend, blutreinigend, entzündungshemmend

Anwendung
Die Goldrute wirkt keimtötend, entwässernd, fäulnishemmend und ist nützlich gegen Kolibakterien, Prostataerkrankungen, Albuminurie (Eiweiß im Urin), Steinleiden und Krankheiten in den Harnwegen. Man verwendet sie auch gegen Cellulitis und als wirksames Antiallergikum. Die Goldrute heilt wegen ihrer adstringierenden Eigenschaft auch Durchfälle und Darmentzündungen. ACHTUNG: Bei chronischen Nierenleiden nur nach ärztlicher Beratung und bei Ödemen infolge eingeschränkter Nieren- oder Herztätigkeit gar nicht anwenden!

Zubereitung (Rezepte)
Goldrute-Wein:
Ein gut verschließbares Glas (z. B. Konservenglas) zur Hälfte mit Goldrutenblüten und -blättern füllen. Anschließend mit einem Weißwein (trocken) übergießen, bis die Pflanzenteile vollständig bedeckt sind. Das Glas gut verschließen und an einem dunklen, nicht zu kühlen Ort drei Wochen stehen lassen. Durch einen Kaffee- oder Teefilter abgießen und in einer dunklen Flasche aufbewahren. Dreimal täglich einen Esslöffel einnehmen.

Goldrute-Tinktur:
Ein gut verschließbares Glas (z. B. Konservenglas) zur Hälfte mit Goldrutenblüten und -blättern füllen. Anschließend mit einem hochprozentigen klaren Schnaps übergießen, bis die Pflanzenteile vollständig bedeckt sind. Das Glas gut verschließen und an einem sonnigen, warmen Ort zehn Tage stehen lassen. Durch

einen Kaffee- oder Teefilter abgießen und in einer dunklen Flasche aufbewahren. Dreimal täglich einen Teelöffel einnehmen.

Goldrute-Tee:
Ein bis zwei Teelöffel Goldrutenkraut mit 150 ml kochendem Wasser übergießen und zehn Minuten ziehen lassen. Täglich drei bis vier Tassen trinken.

Fertigprodukte:
Goldrute-Tee
Goldrute-Tropfen
Goldrute-Kapseln

Grapefruitkern (Extrakt)
Citrus paradisi

Historie
Der Grapefruitbaum stammt von den Karibischen Inseln. Heute befinden sich in Florida die größten Anbaugebiete. Plantagen gibt es aber auch in Brasilien, Mexiko, Südafrika, Spanien und Israel, die in erster Linie aber der Fruchtsaftgewinnung dienen.

Mit der Nutzung der Grapefruitkerne beschäftigt sich man hingegen erst in den letzten Jahren, obwohl der amerikanische Arzt und Physiker Dr. Jakob Harich bereits 1964 die erstaunlichen antibiotischen Eigenschaften des Grapefruitkernextraktes entdeckte: Ihm fiel auf, dass die Kerne in seinem Komposthaufen nicht verwesten, was ihn neugierig machte. So fand er heraus, dass der Extrakt der Kerne lindernd auf verschiedene Infektionen und Irritationen von Haut und Schleimhaut wirkt. Zusätzliche Versuche zeigten, der Grapefruitkernextrakt kann nicht nur Viren und Bakterien den Garaus machen, sondern wirkt auch auf viele Pilzstämme und Parasiten.

Einige Wissenschaftler glauben heute, mit dem Grapefruitkernextrakt gar eine Art »Jungbrunnen« entdeckt zu haben. Sie gehen davon aus, dass seine Einnahme den Vitaminen eine Brücke in die Zelle baut und so für eine stabilere Zellmembran sorgt, was letztlich dazu führt, dass die Zellen vor oxidativer Schädigung geschützt werden.[80]

Inhalts- und Wirkstoffe
Bioflavonoide, Glykoside

Eigenschaften
Desinfizierend, keimtötend, immunstärkend, fungizid

Anwendung
Wie schon erwähnt, wirkt der Grapefruitkernextrakt auch gegen Viren, Pilze und andere Parasiten. Forschungen haben ergeben, dass er gegen rund 800 verschiedene Bakterienstämme und etwa 100 Pilzarten wirksam ist![81] Das körpereigene Immunsystem wird gestärkt und angeregt, und so kann der Extrakt bei allen Bakterien-, Virus- und Pilzerkrankungen verwendet werden. Auch eignet er sich zum Desinfizieren von Hautverletzungen und Wunden, ebenso wirkt er gegen Infektionen im Mund- und Rachenraum und Herpes labialis sowie Zahnfleischentzündungen. Eine äußerliche Anwendung hilft auch gegen Akne, unreine Haut und Mykosen (Pilzerkrankungen).

Zubereitung (Rezepte)
Grapefruitkernextrakt-Mundwasser:
5 bis 10 Tropfen Grapefruitkernextrakt auf ein Glas lauwarmes Wasser zum Mundspülen.

Grapefruitkernextrakt-Shampoo:
5 bis 10 ml Grapefruitkernextrakt auf 200 ml Shampoogrundlage. Oder zwei bis drei Tropfen Grapefruitkernextrakt auf die Hand zu einem milden Schuppenshampoo bei jeder Haarwäsche geben. Empfohlene Einwirkzeit ca. drei Minuten.

Grapefruitkernextrakt-Hautpflege:
Ein Tropfen Grapefruitkernextrakt in 10 Gramm Fertigprodukt (Creme, Lotion, Gesichtswasser) einarbeiten.

Grapefruitkernextrakt-Bad:
5 bis 10 Tropfen Grapefruitkernextrakt zusammen mit einem guten Öl (z. B. Olivenöl oder Badeöl) für ein Vollbad. Drei bis fünf Tropfen Grapefruitkernextrakt in ein Sitzbad geben.

Grapefruitkernextrakt-Fußbad:
5 bis 10 Tropfen Grapefruitkernextrakt in ein Fußbad geben.

Grapefruitkernextrakt im Haushalt:
5 Tropfen Grapefruitkernextrakt gibt man in einen Liter Putz- und Wischwasser.

Fertigprodukte:
Grapefruitkernextrakt
Grapefruitkernextrakt-Tabletten
Grapefruitkernextrakt-Tropfen
Grapefruitkernextrakt-Shampoo
Grapefruitkernextrakt-Seife
Grapefruitkernextrakt-Duschgel

Gundermann

Glechoma hederacea

Historie

Bereits bei den germanischen Völkern wurde der Gundermann als Heil- und Zauberpflanze verwendet. Das Wort »Gund« stammt aus dem Germanischen und bedeutet soviel wie Eiter, und tatsächlich wurden mit der Gundelrebe früher auch eitrige Wunden behandelt.

In früheren Zeiten wurde die erste Milch des Jahres durch einen Kranz aus Gundermannstängeln gemolken, damit sie das ganze Jahr über nicht sauer werden sollte.

Der Gundermann ist auch als »Gundelrebe« bekannt. Im Mittelalter glaubte man, dass ein in der Walpurgisnacht geflochtener Gundelrebenkranz hellsichtig machen würde und er gegen Krankheiten wie Pest als auch gegen Hexen wirken würde. Auch bei Milchzaubern soll er eine Rolle gespielt haben.

Aufgrund der ätherischen Öle wurde der Gundermann früher auch als Gewürzpflanze verwendet, allerdings ist sie für viele Säugetiere giftig, besonders für Pferde, aber auch für andere Nutztiere und etliche Nagetiere. Vergiftungen durch die Pflanze beim Menschen sind jedoch nicht bekannt.[82]

Wegen seiner Bitterstoffe wurde der Gundermann vor der Kultivierung des Hopfens, aber auch zur Konservierung von Bier genutzt. Er fand ebenso Einzug in die Volksheilkunde. Bereits im »New Kreüterbuch« von Leonhart Fuchs, das im Jahre 1543 erschien, wurde er gegen Hüftweh, Gelbsucht, Leberleiden und als harn- und schweißtreibendes Mittel gegen Gifte angeraten.[83] Hildegard von Bingen empfahl die Verwendung der Pflanze gegen Kopf- und Ohrenschmerzen, und auch in Klostergärten wurde Gundermann gelegentlich als Arzneipflanze gezogen.[84]

Inhalts- und Wirkstoffe
Ätherisches Öl, Gerbstoffe, Bitterstoffe

Eigenschaften
Entzündungshemmend, Blase und Niere anregend, stoffwechselfördernd, schleimlösend

Anwendung
Die ätherischen Öle und Bitterstoffe machen die Pflanze zu einem
verdauungsfördernden Heilmittel, das auch entwässernd und in
den Harnwegen keimtötend wirkt. Es regt die Leberfunktion an
und senkt die Magensäure. Zudem verwendet man Gundermann
bei bronchialen Erkrankungen. In der Traditionellen Chinesischen
Medizin wird er auch zur Behandlung von Lungenentzündungen
und Nephritis (Nierenerkrankungen) eingesetzt.

Zubereitung (Rezepte)
Gundermann-Bad:
Vier Handvoll frisches oder getrocknetes Gundermannkraut mit
vier Liter heißem Wasser übergießen und eine Stunde ziehen lassen. Abseihen und dem Badewasser hinzufügen.

Gundermann-Sud für Waschungen oder Umschläge:
10 Gramm frisches oder getrocknetes Gundermannkraut mit 500
ml heißem Wasser übergießen und 15 Minuten ziehen lassen.

Gundermann-Tee:
Einen Teelöffel frisches oder getrocknetes Gundermannkraut mit
150 ml heißem Wasser übergießen und 10 Minuten zugedeckt
ziehen lassen. Täglich zwei bis drei Tassen trinken.

Gundermann-Tinktur:
Frisches Gundermannkraut zerkleinern und locker in ein gut verschließbares Glas füllen. Mit 45%igem Weingeist auffüllen und Glas
gut verschließen. Nach drei Wochen abseihen und in eine dunkle Flasche abfüllen. Einnahme täglich dreimal 30 Tropfen, Kinder die Hälfte.

Gundermann als Salzersatz:
Getrocknetes Gundermannkraut im Mörser zerkleinert eignet sich durch seine Würze hervorragend als Salzersatz.

Gundermann-Öl:
Frisches geschnittenes Gundermannkraut zu zwei Drittel in ein gut verschließbares Glas füllen und mit Oliven- oder Rapsöl übergießen, bis das Kraut bedeckt ist. Das Glas gut verschließen und im Wasserbad ca. 15 bis 20 Minuten erhitzen. Anschließend nach dem Abkühlen für zwei bis drei Tage an einen warmen Platz stellen und ab und zu schütteln. Durch einen Kaffee- oder Teefilter abgießen und in eine dunkle oder blickdichte Flasche abfüllen.

Heidelbeere
Vaccinium myrtillus

Historie
Es ist anzunehmen, dass die Heidelbeere schon sehr früh von Menschen gesammelt wurde, aber ihre erste nachweisliche Erwähnung – als Heilpflanze – stammt aus dem Mittelalter.

Die deutsche Benennung der Heidelbeere hat ihren Ursprung wohl in »auf der Heide wachsende Beere«, ihr wissenschaftlicher Name Vaccinium myrtillus leitet sich von Baccinium für »Beerenstrauch« und der Artname myrtillus weist auf die Ähnlichkeit mit der »Myrte« hin.

Hildegard von Bingen (1098–1179) war die Erste, die die Heilwirkung der Heidelbeere beschrieb. Aber auch andere Ärzte des Mittelalters wussten um ihren Nutzen. Im Kräuterbuch des Tabernaemontanus (1520–1590) ist zu lesen:

»Von diesen Blättern mit Rosenöl ein Pflanster gemacht / ist nutz zur Geschwulst an heimlichen Orten. Der Safft der Blätter im Mund ge-

halten / ist gut für die Fäule. Die Wurzel gepulvert / in die Wunden gestreuet / benimmt das faul Fleisch / und heilet sehr. Die roten Heidelbeer gedörret und gepulvert und eingenommen / ist gut wider den Stein / soll kräfftig die Ruhr und den Bauchfluß stellen. Das Pulver in Wasser gelegt / färbt dasselbige / daß es sihet wie rother Wein / ist auch lieblich zu trincken für den Durst.«[85]

In der ehemaligen Tschechoslowakei gab es einen Brauch, dass junge Mädchen Heidelbeeren in einen bestimmten Wasserfall werfen sollten, um dann am Flussufer die Beeren wieder herauszufischen. Die Anzahl, die sie dabei ergatterten, sollte ihnen vorhersagen, ob sie heiraten würden oder nicht.

Aber auch die Indianer Nordamerikas nutzten das Gewächs: Aus getrockneten Heidelbeeren stellten sie eine Art wohlschmeckenden Früchteriegel her. Schon früh dienten die Wildformen der Heidelbeere den dort ansässigen Ureinwohnern als Nahrungsmittel.

Heute kommen Heidelbeeren in ganz Mittel- und Nordeuropa, Nordasien und Nordamerika vor. Besonders in den Vereinigten Staaten ist das Heidelbeersammeln eine bekannte und beliebte Tätigkeit.

Inhalts- und Wirkstoffe
Gerbstoffe, Glykosid, Arbutin, Myrtillin, Neomyrtillin, Vaccinin, Hydrochinon, Chinasäure, Vitamin, organische Säuren

Eigenschaften
Antibakteriell, entzündungshemmend

Anwendung
Da Heidelbeerblätter eine adstringierende Wirkung haben, sind sie vor allem bei Kolikzuständen, Durchfällen und schlechter Blutzirkulation einsetzbar und liefern gute Ergebnisse bei einer Coli-Infektion. Sie wirken in Därmen und im Magen keimtötend und reizlindernd, heilen Darminfektionen und Durchfälle und lindern zudem Hämorrhoidenbeschwerden. Die Heidelbeere wirkt aber auch auf die Durchblutung der Augen und soll die Nachtsichtigkeit verbessern.

ACHTUNG: Vermeiden Sie beim Blättertee Überdosierungen oder den Dauergebrauch!

Zubereitung (Rezepte)
Heidelbeere (Frucht):
Frische Heidelbeeren vor dem Verzehr immer gut waschen; sie können auch als Zugabe von Backwaren und Süßspeisen verwendet werden. Man kann sie trocknen, sodass sie wie kleine harte Rosinen sind. Diese kann man z. B. bei Problemen der Mund- und Rachenschleimhaut kauen oder einfach essen.

Heidelbeeren-Tinktur:
Ein gut verschließbares Glas mit frischen Heidelbeeren füllen und mit hochprozentigem klarem Schnaps übergießen, bis es vollständig bedeckt ist. Das Glas verschließen und an einem sonnigen und warmen Ort sechs Wochen stehen lassen. Anschließend mit einem Tee- oder Kaffeefilter abgießen und in eine dunkle oder blickdichte Flache abfüllen. Dreimal täglich ein bis zwei Teelöffel einnehmen.

Heidelbeeren-Tee:
Ein bis zwei Esslöffel getrocknete Heidelbeeren in 150 ml Wasser etwa 10 Minuten kochen und durch ein Teesieb abgießen. Mehrmals täglich eine Tasse trinken.

Fertigprodukte:
Heidelbeeren-Tee
Heidelbeerblätter-Tee
Heidelbeeren-Kapseln

Heilziest
Stachys officinalis

Historie

Stachys kommt aus dem Griechischen und bedeutet »Ähre«. Im Volksmund wird Heilziest auch *Betonie*, *Pfaffenkraut* oder *Zahnkraut* genannt.

Die Spanier hatten ein altes Sprichwort: »Meine Tugenden sind so zahlreich wie die der Betonie«, was zeigt, dass sie schon seit früher Zeit eine beliebte Heilpflanze war. Bereits im ägyptischen, griechischen und römischen Altertum genoss sie hohes Ansehen.

Antonius Musa, der Leibarzt des römischen Kaisers Augustus (63 v. Chr.–14. n. Chr.) beschrieb sie in »De herba vettonica« als Allheilpflanze mit der Kraft, nicht weniger als 47 Krankheiten heilen zu können, und Hildegard von Bingen empfahl sie in Kräuterkissen gelegt gegen Albträume.

Es existieren verschiedene altertümliche und abergläubische Vorstellungen zum Heilziest. Etwa, dass selbst wilde Bestien seine Wirkungen kennen und sich damit nach einem Kampf selber heilen würden, und sogar Hirsche sollen nach einer Verwundung mit einem Jagdpfeil Heilziest fressen, um sich zu kurieren.

Da man glaubte, er habe die Kraft, böse Geister und Visionen zu vertreiben, wurde er auch in Kloster- und Kirchengärten angepflanzt: Im August wurde er mit der Wurzel geerntet, gespalten, getrocknet, pulverisiert und bei Bedarf dann eingenommen.

Inhalts- und Wirkstoffe

Gerbstoffe, Bitterstoffe, Stachydrin

Eigenschaften

Blutstillend, adstringierend, kräftigend, schleimlösend

Anwendung

Mit dem Heilziest kann man Fieber senken, er dient als Stärkungsmittel und als konzentrierte Lösung auch zur Waschung infizierter Wunden oder offener Unterschenkelgeschwüre. Zudem kann das getrocknete Kraut auch zur Raucherentwöhnung benutzt werden.

Zubereitung (Rezepte)
Heilziest-Tee:
Einen Teelöffel frisches oder getrocknetes Kraut mit 250 ml kochendem Wasser übergießen und 15 Minuten ziehen lassen. Anschließend abgießen. Täglich drei Tassen trinken. Der Tee, mit zwei Teelöffeln Kraut angesetzt, kann auch für Mundspülungen, zum Gurgeln, für Waschungen und für Umschläge verwendet werden.

Fertigprodukte:
Heilziest-Tee

Honig

Mel

Historie
Bienen gibt es seit etwa 35 Millionen Jahren. Sie sind, außer in arktischen Regionen, überall auf der Welt zu finden. Etwa 80 Prozent unserer Kulturpflanzen und zahlreiche Wildpflanzen werden von Bienen bestäubt. Das macht sie zu den nützlichsten und wichtigsten Insekten. Sie sammeln Blütenstaub, Nektar und Honigtau und bereiten daraus den Honig, der für sie selbst als lebensnotwendige Energiequelle dient.

Schon vor etwa 7000 Jahren war der Honig bekannt und fand vor allem Verbreitung im alten Ägypten, in Indien, in Babylonien und in China. Dabei war er nicht nur Nahrungsmittel, sondern auch Medizin und Opfergabe.

In der germanischen Mythologie ist Honig der Tau der Welt-esche »Yggdrasil« und eine Götterspeise. Aber auch in der Bibel wird der Honig erwähnt.[86]

Früher sammelten die Menschen Honig von wilden Waldbienen, weil die Bienenzucht noch nicht bekannt war, und machten daraus den süßen Met, der weithin auch als »Honigwein« bekannt ist.

Durch den berühmten Arzt Hippokrates von Kos (ca. 460 v. Chr.–ca. 370 v. Chr.) sind sogar 265 (!) verschiedene Honigheil-mittel bekannt. Daraus entstand eine eigenständige Behandlungs-art, die Apitherapie (Apis melifera = »Honigbiene«).[87]

Im Laufe der Zeit verschwand jedoch die Bedeutung des Honigs als Medizin oder Heilmittel, und so wurde er nur noch als Haus-mittel verwendet.

Inhalts- und Wirkstoffe

Traubenzucker, Fruchtzucker, Malzzucker, Polysaccharide, Vita-min B1, Vitamin B2, Vitamin B6, Vitamin C, Enzyme, Pantothen-säure, Pyridoxin, Nikotinsäure, Apfelsäure, Ameisensäure, Butter-säure, Milchsäure, Oxalsäure, Zitronensäure, ätherische Öle, Eiwei-ße, Kalium, Natrium, Kalzium, Magnesium, Eisen, Kupfer, Chlor, Mangan, Schwefel, Kieselerde, Cholin, Acetylcholin, Inhibine

Eigenschaften

Bakterienhemmend, keimtötend, verdauungsfördernd, stoffwech-selfördernd, harmonisiert das Nervensystem, blutbildend, beruhi-gend, stärkend, entzündungshemmend

Anwendung

Die Wirkstoffe im Honig, die antibiotisch wirken, nennt man »In-hibine«, was so viel wie »bakterienhemmend« bedeutet, ebenso werden Mikroorganismen von ihnen zerstört.

Honig wird als natürliches Stärkungs- und Kräftigungsmittel verwendet, weil er zwischen 50 und 80 Prozent Invertzucker (eine Verbindung von Trauben- und Fruchtzucker) enthält. Honig ist zudem auch gut für das Herz, da der darin enthaltene Traubenzu-cker eine Kraftquelle für den Herzmuskel ist. Auch für die Blutbildung ist Honig von unschätzbarem Wert, da er Eisen, Mangan, Kupfer, Chlor und zahlreiche Vitamine enthält. Außerdem ist er ein natürliches Mittel gegen Blutarmut und Bleichsucht. Honig ist ebenfalls ein guter Verdauungsregulator, da er durch das Acetylcholin die Tätigkeit der Darmmuskeln anregt und gleichzeitig auch als ein mildes Abführmittel dient. Die Spuren von Oxal-, Milch-, Butter- und Ameisensäure im Honig wirken keimtötend. So kann er auch bei leichteren Entzündungen der Haut und Schleimhäute angewendet werden. Die ätherischen Öle im Honig wirken gegen Erkrankungen der Atmungsorgane, zur Schleimverflüssigung und Entkrampfung der Bronchien.

Zubereitung (Rezepte)
Honig-Limonade:
Drei Esslöffel Honig mit 30 bis 40 Tropfen Zitronensaft in einem Glas warmem Wasser auflösen. Dreimal täglich möglichst warm trinken.

Honig bei Keuchhusten:
Einen Teelöffel Honig mit etwas pulverisiertem Thymian mischen und langsam im Mund zergehen lassen.

Fertigprodukte/Honigsorten:
Honigwein
Obstblütenhonig
Apfelhonig
Birnenhonig
Pflaumenhonig
Pfirsichhonig
Kirschblütenhonig
Löwenzahnhonig
Rapshonig
Kleehonig
Lindenhonig
Edelkastanienhonig
Akazienhonig
Heidehonig

Kiefer, Gewöhnliche
Pinus sylvestris

Historie

Die Kiefer ist weltweit die wichtigste Baumart in der Forstwirtschaft. Sie ist ein immergrüner Nadelbaum und es gibt ungefähr 80 verschiedene Arten.

Pinus kommt vom griechischen »pinos«, so wurde diese Baumart bezeichnet, und sylvestris heißt »Wald«. Für die keltischen Gallier war der Baum so wichtig, dass sie eigens eine Göttin als Kiefer- und Tannengöttin auserkoren: Druantia. Die Germanen besaßen eine Kiefer-Rune und im altirischen Baumalphabet[88] steht die Kiefer für den Buchstaben »A« (Alim). Sie war auch der Baum der Wintersonnenwende und dem neugeborenen Sonnenkind der Großen Mutter geweiht. Die cisalpinen Kelten benannten nach der Kiefer den norditalienischen Fluss Po, der »Kiefernfluss«, und die Stadt Padua ist die »Kiefernstadt.«[89]

Taliesin (ca. 534–ca. 599), ein walisischer Barde, preist die Kiefer in seinem Gedicht:
»Die Kiefer im Hof, stark in der Schlacht
Vor mir selten gepriesen
In Gegenwart von Königen …«[90]

In den Traumbüchern des Altertums verhieß eine schöngewachsene Kiefer ein gesundes, zufriedenes Alter nach einem arbeits- und sorgenreichen Leben. Zudem mahnt sie, an Gewohnheiten, die sich bewährt haben, festzuhalten und sich nicht von Äußerlichkeiten blenden zu lassen.

Der gelbe Blütenstaub der Kiefer wurde früher von Schamanen gesammelt, um Feuerzauber zu bewirken. Auch für die alteuropäische Bauernkultur war die Kiefer ein wichtiger Rohstofflieferant. So wurde der Baumsaft zu Pech verarbeitet, das wiederum zum

Abdichten von Fässern oder Wagenrädern verwendet wurde. Aus dem Ruß wurde schwarze Farbe hergestellt. Noch bis zum Anfang des 20. Jahrhunderts dienten zudem in Harz getränkte Kienspäne in ländlichen Regionen als abendliche Lichtquelle.

In China gilt die Kiefer als Symbol für langes Leben, Beständigkeit und Selbstzucht. Mit Bambus und Pflaume gemeinsam zählt sie zu den drei Freunden des Winters.

Inhalts- und Wirkstoffe
Ätherisches Öl

Eigenschaften
Durchblutungsfördernd, beruhigend, entzündungshemmend, entspannend, keimtötend

Anwendung
Durch die ätherischen Öle lindert die Kiefer den Husten, erleichtert die Bronchien, die Atmung und ist besonders in Grippezeiten hilfreich. Die Knospen und Nadeln, die eine keimtötende Wirkung haben, beruhigen Nieren- und Blasenentzündungen und entstauen die Prostata.

Zubereitung (Rezepte)
Kiefer-Tee:
Drei Esslöffel frische oder getrocknete Kieferknospen in einem Liter Wasser zwei Minuten kochen und anschließend eine halbe Stunde zugedeckt ziehen lassen. Fünf bis sechs kleine Tassen den Tag über verteilt trinken. Der Tee kann auch für Umschläge verwendet werden.

Kiefer-Bad:
Fünf Esslöffel frische oder getrocknete Kieferknospen in einem Liter Wasser zwei Minuten kochen und mindestens eine halbe Stunde ziehen lassen. Abgießen und direkt ins Badewasser geben. Die überbrühten Knospen können in einem Leinensäckchen zusätzlich ins Badewasser gegeben werden, um möglichst viele heilende Substanzen herauszulösen.

Fertigprodukte:
Kiefer-Tee
Kiefer-Tinktur
Kiefernadel-Bad
Kiefern-Öl

Klette, Große
Arctium lappa

Historie

Schon sehr früh nahmen Menschen dieses Gewächs wahr. So galt bei den Germanen und Kelten die Klette als Bärenpflanze. Tatsächlich stammt ihr Name von dem griechischen arctos, »Bär« ab, da die Klette den struppigen und behaarten Eindruck dieses Tieres erweckt.

Die Germanen weihten sie ihrem Gott Donar oder Thor. Deshalb nannte man die Pflanze in Norddeutschland auch »Donnerblatt« und hängte die Wurzel bei Gewitter am Dachgiebel auf.

Die medizinischen Wirkungen der Klette waren schon im Altertum bekannt: Der griechische Arzt Pedanios Dioskurides (1. Jahrhundert) diente unter den römischen Kaisern Claudius und Nero und war der berühmteste Pharmakologe des Altertums. Er erwähnt sie bereits in seinem Hauptwerk »De materia medica«[91], das etwa 1000 Arzneimittel umfasst (813 pflanzlichen, 101 tierischen, 102 mineralischen Ursprungs) und 4740 medizinische Anwendungen bietet.

Berichten zufolge soll selbst der Kaiser des Heiligen Römischen Reiches, Heinrich der III. (1017–1056), durch die Klettenwurzel von seiner Syphilis geheilt worden sein.

Auch im Mittelalter wurde die Klette in zahlreichen Kräuterbüchern erwähnt, insbesondere wegen ihrer angeblich haarwuchs-fördernden Wirkung. Auf dem Land hängte man früher eine Klettenwurzel oberhalb einer Feuerstelle auf und streichelte sie jeden Abend, um einen wohltuenden Schlaf zu bekommen.

Inhalts- und Wirkstoffe
Inulin, Fettsäuren, Phosphorsäure, Gerbsäure, fettes Öl, ätherisches Öl

Eigenschaften
Blutreinigend, entgiftend, harntreibend, schweißtreibend

Anwendung
Die Klette ist gegen Staphylokokken (Kugelbakterien, die Infektionen hervorrufen) wirksam und deshalb ein hervorragend reinigendes Mittel bei Hautproblemen, Akne, Impetigo (Eiterflechte), Flechten, Ekzemen, Schuppen des Gesichts oder der Kopfhaut, Abzessen und Furunkeln. Sie hat aber auch Eigenschaften, die bei Diabetes, Gicht oder Rheuma hilfreich sind.

Bei Halsschmerzen wird sie als Gurgelmittel empfohlen und als Mundspülung gegen Mundschleimhautentzündung und Paradontitis (Zahnfleischrückgang).

Die ganze Klette wirkt galletreibend, der Tee wirkt bei Gicht, Syphilis und reinigend auf Haut und Nieren, auch gegen Pilze und Bakterien, sodass ein Aufguss äußerlich zur Behandlung von Akne und Eiterbeulen verwendet werden kann, innerlich zur Ausleitung. Das Wurzelpulver hilft bei chemischen Vergiftungen und Hauttuberkulose.

Zubereitung (Rezepte)
Klettenwurzel-Tee:
Ein Teelöffel Kraut wird mit einer Tasse kaltem Wasser über sieben bis acht Stunden angesetzt. Anschließend kurz aufkochen lassen und danach abseihen. Täglich zwei bis drei Tassen trinken. Der lauwarme oder kalte Tee kann auch zum Spülen, Gurgeln, für Waschungen, Umschläge und Teilbäder verwendet werden.

Fertigprodukte:
Klettenwurzel-Öl
Klettenwurzel-Haaröl
Klettenwurzel-Shampoo
Klettenwurzel-Pulver

Knoblauch
Allium sativum

Historie

Zahllose Mythen und Sagen ranken sich um die Heilwirkung des Knoblauchs. Er gehört zu den weitverbreitetsten und ältesten Heilpflanzen der Welt.

Bereits die Ägypter erwähnten ihn in dem über 4000 Jahre alten Papyrus Ebers[92], der die größte Aufzeichnung über die altägyptische Medizin darstellt und fast zwei Dutzend Rezepte angibt. Knoblauch diente aber auch als Gesundheitsnahrung für Arbeiter und Soldaten, die die Pyramiden erbauten, und seit der 18. Dynastie (ca. 1550–1305 v. Chr.) wurde er den toten Königen als Grabbeigabe mitgegeben.[93]

In der germanischen Göttersage, der Edda, wird Knoblauch als eine der ersten und vornehmsten Pflanzen erwähnt: Demjenigen, der sie regelmäßig isst, soll kriegerischer Mut, eiserne Gesundheit und hohe Zeugungskraft verliehen werden.

In der Antike war die universelle Heilkraft der streng riechenden Knolle nicht unbekannt: Hippokrates von Kos (460 v. Chr.–370 v. Chr.), der wohl berühmteste Arzt des Altertums, erwähnte sie, genauso wie der bedeutende Philosoph Aristoteles (384 v. Chr.–322 v. Chr.) sowie der römische Gelehrte Plinius der Ältere (ca. 23–79), der griechische Arzt und Anatom Galenos von Pergamon (ca. 129–ca. 216) und der persische Arzt, Philosoph, Alchemist, Mathematiker und Astronom Avicenna[94] (980–1037).

Unzählige Rezepte entstanden im Laufe der Jahrhunderte, und es gibt wohl kaum eine Krankheit oder ein Gebrechen, bei dem nicht Knoblauch empfohlen wurde. Hildegard von Bingen zufolge muss die Knolle unbedingt roh gegessen werden, »damit das Blut im Menschen nicht übermäßig erwärmt werde«.[95]
Auch in Japan, China, Nepal und Tibet gehört Knoblauch zu den wichtigsten Heilpflanzen.

Im Mittelalter wurde Knoblauch gegen die Pest verwendet, und noch im Ersten und Zweiten Weltkrieg wurde frischer Knoblauchsaft zur Behandlung von Verwundeten eingesetzt, weil seine Wirkstoffe Keime und Bakterien bekämpfen.
Knoblauch gilt aber nicht nur als Heil-, sondern auch als Zaubermittel gegen böse Geister und Dämonen. Heute noch glauben Menschen in manchen Gegenden Osteuropas, vor allem in Rumänien und Ungarn, mit aufgehängten Knoblauchkränzen Vampire vertreiben zu können.

Inhalts- und Wirkstoffe
Vitamin A, Vitamin B1, Vitamin B2, Vitamin C, Niazin, Kieselsäure, Kalium, Magnesium, Kalzium, Phosphor, Jod, Eisen, Allicin (Alliin und Alliinase), Scordinin, Garlicin, Zink, Mangan, Selen, Phytinsäure

Eigenschaften
Antibakteriell, desinfizierend, krampflösend, sekretionssteigernd, blutdrucksenkend, verdauungsfördernd, das Immunsystem stärkend

Anwendung
Der intensive Geruch des Knoblauchs wird durch den Wirkstoff Allicin hervorgerufen. Dieser ist ein Antibiotikum und wirkt hemmend auf das Wachstum zahlreicher Bakterien, sogar Typhuserreger. Zwar ist seine antibiotische Wirkung geringer als die von Penicillin, dafür wirkt er aber gegen penicillinresistente Keime.
Die schwefelfreien Knoblauchbestandteile wie Garlicin oder Scordinin wirken ebenfalls keimhemmend. Knoblauch-Alkaloide

zeigen blutdrucksenkende Eigenschaften, verringern das Risiko der Arterienverkalkung, stärken die Abwehrkräfte und beugen Thrombosen vor. Knoblauch bekämpft nicht nur Viren und Bakterien, sondern auch andere Parasiten und senkt den Cholesterinspiegel.

Knoblauch gilt auch als Mittel zur Krebsvorbeugung, denn in Tierversuchen wurden wachstumshemmende Effekte auf Krebszellen festgestellt. Zudem belegen Untersuchungen, dass in Regionen, in denen Menschen reichlich und regelmäßig Knoblauch essen, die Zahl der Krebserkrankungen deutlich niedriger ist als anderswo.[96]

Knoblauch stärkt ebenso die Drüsen des Verdauungstraktes und hat heilende Effekte auf die Darmschleimhaut. Er hilft auch bei Blähbeschwerden, Darmverkrampfung und Durchfall. In der Volksheilkunde wird er zudem als gutes Mittel bei Bronchitis angewendet.

Zubereitung (Rezepte)
Knoblauch bei Fußpilz:

Zuerst wäscht man den Fuß mit Seife und Wasser und trocknet ihn gut ab. Anschließend schält man frischen Knoblauch und reibt die befallenen Stellen damit ein. Diese Behandlung wird zweimal pro Tag vorgenommen. Die Behandlung wird so oft vorgenommen, bis der Fußpilz nicht mehr sichtbar ist. Um einem erneuten Befall vorzubeugen, kann man die Knoblauch-Einreibung zweimal pro Woche vorbeugend anwenden.

Knoblauch-Tinktur:

400 Gramm Knoblauchzehen schälen und in einer Knoblauchpresse oder mit dem Messer zerdrücken. In eine Flasche oder ein gut verschließbares Glas geben und mit 250 ml hochprozentigem klaren Schnaps übergießen. Das Gefäß gut verschließen und zwei Wochen an einem kühlen dunklen Ort stehen lassen. Anschließend durch einen Kaffee- oder Teefilter abgießen und eine weitere Woche gut verschlossen stehen lassen. Täglich zwei bis drei Teelöffel einnehmen.

Knoblauch-Saft:
Der Saft wird aus den Knoblauchzehen gepresst und kann bei Bedarf mit der zehnfachen Menge an hochprozentigem klaren Schnaps länger haltbar gemacht werden.

Fertigprodukte:
Knoblauch(wurzel)
Knoblauch-Dragees oder -Kapseln
Knoblauch-Saft
Knoblauch-Pulver
Knoblauch-Butter

Lapachorinde
Tabebuia avellanedae

Historie
Der Lapachobaum ist im Hochland der Anden Südamerikas zu finden. »Lapacho« heißt die innere rote Rinde des Baumes. Andere Namen sind: *Queshua, Taheebo* oder *Iperoxo*.

Schon vor vielen hundert Jahren nutzen die Medizinmänner der Andenindianer ihn für die Behandlung verschiedener Beschwerden. Die Inkas nannten ihn respektvoll »Lebensspender« oder »Baum des Lebens«, da er bis zu 700 Jahre alt werden kann. Lapacho-Tee gilt als altes Heilmittel der Inkas, enthält viele Mineralstoffe und Spurenelemente. Es werden ihm große Kräfte zur Stärkung des Immunsystems und Hilfe bei Allergien und anderen Krankheiten nachgesagt. Westliche Forscher hingegen entdeckten den Baum erst vor zwanzig Jahren.

Inhalts- und Wirkstoffe
Lapachol, Kalium, Kalzium, Eisen, Barium, Strontium, Jod, Bor, Xyloidin

Eigenschaften

Fungizid (tötet Pilze ab), antiviral, antibakteriell, entzündungshemmend, tonisierend, schweißtreibend, schmerzstillend, beruhigend, blutdrucksenkend, harntreibend

Anwendung

Lapacho-Tee hilft bei Infektionen mit Keimen und Pilzen und
kann Gelenkschmerzen lindern, außerdem reinigt er die Lymphe.
Aufgrund dieser und anderer Eigenschaften empfehlen ihn einige
Mediziner sogar zur unterstützenden Behandlung bei Krebs.

Die Rinde enthält hochwirksame natürliche Antibiotika und
zahlreiche Mineralstoffe wie Eisen, Kalzium, Magnesium und
Mangan. Die Substanz Xyloidin hat zudem eine stark keimtötende Wirkung auf Bakterien, Viren und Pilze.

Der Tee hilft bei Candidose (Pilzerkrankung) des Darmes, Ekzemen, Juckreiz, Magen- und Darmgeschwüren und schlecht heilenden Wunden. Von Linderungen bei Neurodermitis und Psoria-
sis (Schuppenflechte) wurde auch schon berichtet. Umschläge
oder Bäder helfen gegen Verpilzung von Zehen, Fingern oder Ge-
nitalien.

Zubereitung (Rezepte)
Lapachorinde-Tee:

Vier Teelöffel Lapachorinde in einem Liter Wasser etwa fünf Minuten leicht köcheln und anschließend eine Viertelstunde ziehen
lassen. Einen Liter über den Tag verteilt trinken. Der Tee kann auch
für Waschungen, Spülungen, Bäder und Umschläge verwendet
werden.

ACHTUNG: Schwangere sollten auf Lapacho-Tee verzichten
und ihn nur äußerlich anwenden!

Lapachorinde-Tinktur:

Lapachorinde bis zur Hälfte in ein gut verschließbares Glas füllen
und mit hochprozentigem klaren Schnaps übergießen, bis sie
komplett bedeckt ist. Das Glas gut verschließen und an einem
warmen, wenn möglich sonnigen Platz vier Wochen stehen las-

sen. Anschließend in einen Kaffee- oder Teefilter abgießen und in einer dunklen oder blickdichten Flasche kühl aufbewahren. Verdünnt ist die Tinktur für Waschungen, Teilbäder, Kompressen und Umschläge anwendbar. Pur kann sie direkt auf die Haut aufgetragen werden.

Fertigprodukte:
Lapachorinde-Tee
Lapachorinde-Tabletten/Kapseln

Lavendel, Echter
Lavandula angustifolia

Historie
Lavendel stammt ursprünglich aus dem westlichen Mittelmeergebiet. Heute gilt Frankreich als einziges europäisches Land, in dem er in größerem Umfang zur Gewinnung von Lavendelöl (einem Rohstoff für die Parfümindustrie) angebaut wird.

Der Name Lavendel ist vom lateinischen lavare »waschen« abgeleitet und bezieht sich auf die frühe Verwendung des Lavendels in Badeessenzen und -ölen vor allem in Ägypten und im Römischen Reich, wo er auch als Parfüm und Räucherbestandteil benutzt wurde.

Lavendel wird von verschiedenen antiken Autoren erwähnt. So beschreibt der griechische Arzt Dioskurides um 60 n. Chr. den Schopflavendel als »ein Kraut mit schlanken Zweigen, behaart wie Thymian, doch langblättriger und scharf im Geschmack und etwas bitter«.

Hildegard von Bingen (1098–1179) empfahl den Lavendel gegen Läuse und den Lavendelwein bei Lungenbeschwerden. Auch in der Klosterheilkunde ist er zu finden, und im Mittelalter nutzte man Lavendel als »Liebespflanze«, ein Aphrodisiakum, oder zur Raumbeduftung und als Desinfektionsmittel.

Inhalts- und Wirkstoffe
Gerbstoffe, Cumarin, Cineol, Linalylacetat, Linalol, Flavonoide, Rosmarinsäure

Eigenschaften
Antiseptisch, beruhigend, blähungstreibend, harntreibend, krampflösend

Anwendung
Lavendel soll eine antiseptische und beruhigende Wirkung haben. Lavendelspiritus kann man bei Gliederschmerzen, Rheumatismus, Muskelverspannungen und entzündeten Gelenken einsetzen. Ein Lavendelbad eignet sich zur Kreislaufregulation und pflegt gleichzeitig die Haut bei Unreinheiten, Ekzemen, Akne und Ausschlägen. Aber auch bei Unruhezuständen, Einschlafstörungen und Oberbauchbeschwerden wie Reizmagen oder nervöse Darmbeschwerden kann Lavendel hilfreich sein.

Eine andere Anwendung kennt jeder: Kleine Säckchen mit Lavendelblüten werden bis heute in Kleiderschränke gelegt, wo sie vor Motten schützen sollen.

Zubereitung (Rezepte)
Lavendel-Tee:
Zwei Teelöffel Lavendelblüten mit 250 ml kochendem Wasser übergießen und 10 Minuten ziehen lassen, anschließend durch ein Teesieb abgießen.

Lavendel-Kräuteressig:
10 Gramm Lavendelblüten und 10 Gramm Weingeist in 80 ml Weinessig in einem gut verschließbaren Glas ansetzen. Fünf Tage stehen lassen und anschließend mit einem Kaffee- oder Teefilter abgießen. In eine dunkle Flasche abfüllen. Etwas verdünnt kann der Essig auch zum Einreiben verwendet werden.

Lavendel-Ölauszug:
Getrocknete Lavendelblüten in ein gut verschließbares Glas füllen und mit einem Pflanzenöl (z. B. Olivenöl) übergießen. Das verschlossene Glas an einem warmen Ort drei Wochen unter gelegentlichem Schütteln stehen lassen. Anschließend in einen Kaffee- oder Teefilter abgießen und in eine dunkle oder blickdichte Flasche abfüllen.

Lavendel-Lotion:
50 ml Lavendel-Ölauszug (s. o.) mit 10 Gramm Tegomuls (Emulgator) in ein Glas geben (bei sehr trockener Haut können noch fünf Gramm Shea- oder Kakaobutter dazugegeben werden). 180 ml Wasser (destilliert, Mineralwasser) in ein zweites Glas geben. Beide Gläser in ein Wasserbad stellen und so lange erhitzen, bis die festen Bestandteile des ersten Glases geschmolzen sind. Anschließend unter ständigem Rühren das Wasser in die Fett-Ölmasse geben, bis diese auf Handwärme abgekühlt ist. Zirka 60 Tropfen ätherisches Lavendelöl (und, wenn gewünscht, ein Konservierungsmittel) dazugeben und nochmals gut vermischen. Die fertige Lotion in eine Flasche füllen und kühl aufbewahren.

Lavendel-Bad:
50 bis 100 ml Lavendel-Ölauszug in ein Vollbad geben.

Fertigprodukte:
Lavendel-Öl
Lavendel-Blütensäckchen
Lavendel-Seife
Lavendel-Kissen
Lavendel-Duschbad
Lavendel-Shampoo
Lavendel-Wasser
Lavendel-Raumspray
Lavendel-Massageöl
u. v. m.

Lorbeer, Echter
Laurus nobilis

Historie

Lorbeer ist vor allem in Vorderasien und im Mittelmeerraum beheimatet und wurde bereits in 7000 Jahre alten Keilschriften erwähnt. Schon bei den Sumerern (4. Jahrtausend v. Chr.) galten Lorbeerkränze als Siegessymbol nach einem Faustkampf.

Bei den Griechen war er heilig und dem Gott Apollon geweiht, dessen Tempel mit Lorbeer geschmückt wurden. Die altgriechische Bezeichnung für Lorbeer lautet »daphne« und erinnert daran, dass sich die Nymphe Daphne in einen Lorbeerstrauch verwandelte, um den Nachstellungen Apolls zu entgehen. Dieser trug anschließend als Zeichen seines Kummers über die nicht erwiderte Liebe einen Kranz aus Lorbeerzweigen. Einer anderen Sage nach soll das Orakel von Delphi dadurch zustande gekommen sein, dass die Priesterin Lorbeer im Mund hatte. Der berühmte griechische Schriftsteller Plutarch (ca. 45–ca. 125) berichtet, Publius Cornelius Scipio Africanus (236 v. Chr.–183 v. Chr.), Feldherr im Zweiten Punischen Krieg und Staatsmann der Römischen Republik, sei mit einem Lorbeerzweig in der Hand in Karthago einmarschiert. Überhaupt begegnet man dem Lorbeer immer wieder in der griechischen Mythologie und der römischen Geschichte.

Auch die römischen Feldherren wurden nach einer siegreichen Schlacht mit einem Lorbeerkranz geschmückt, und mit dem Übergang zum Kaiserreich trugen alle römischen Kaiser einen Lorbeerkranz. »Laurus« war der römische Name für die Pflanze und »nobilis« bedeutet »edel«.

Durch Händler kam er Anfang des 9. Jahrhunderts nach Mitteleuropa und wurde dort schnell zu einer der beliebtesten Gewürzpflanzen. Im deutschen Volksmund wurde er auch *Suppenblatt* oder *Gewürzlorbeer* genannt. Im Mittelalter war er, wie einige andere auch, ein Heilmittel gegen die Pest.

Wahrsager in Spanien werfen Lorbeerzweige auf eine Glutschicht, um aus dem dann aufsteigenden Rauch die Zukunft zu lesen. Bis heute steht der Lorbeerkranz aber für eine besondere Auszeichnung und gilt als Symbol des Ruhmes, Sieges und des Friedens.

Inhalts- und Wirkstoffe
Ätherische Öle, Bitterstoff, Borneol, Kampfer, Carvacrol, Eugenol, Salicylate, Thymol, Valeriansäure, Beta-Sitosterol

Eigenschaften
Adstringierend, anregend, antibakteriell, harntreibend, kräftigend, schleimlösend, schweißtreibend, verdauungsfördernd

Anwendung
Lorbeer bekämpft Müdigkeit und Untergewicht, entbläht und erleichtert die Verdauung. Bei Bronchitis beruhigt er den Husten. Besonders mit der Nelke entfaltet er seine keimtötende Wirkung und hilft, eine Grippe abzuwehren.

Zubereitung (Rezepte)
Lorbeer-Tee:
Einen Teelöffel zerriebene Lorbeerblätter mit einer Tasse kochendem Wasser übergießen und fünf Minuten zugedeckt ziehen lassen. Anschließend in ein Teesieb abgießen. Der Tee kann auch inhaliert werden.

Lorbeer-Tinktur:
30 Gramm möglichst frische Lorbeerblätter zerkleinern und in ein gut verschließbares Glas geben. Mit 300 ml hochprozentigem klaren Schnaps übergießen und das Glas verschließen. Zehn Tage an einen warmen Ort stellen und anschließend mit einem Kaffee- oder Teefilter abgießen. In eine dunkle Flasche zur Aufbewahrung abfüllen.

Lorbeer-Haarspülung:
Eine Handvoll Lorbeerblätter in einem Liter Wasser etwa. 20 Minuten kochen, abkühlen lassen und anschließend abseihen. Nach dem Haarewaschen mehrfach mit dem Sud nachspülen. (Das Haar erhält einen schönen, allerdings leicht rötlichen Glanz.)

Fertigprodukte:
Lorbeerblätter getrocknet
Lorbeer-Öl
Lorbeer-Seife
Lorbeer-Creme

Mais(griffel)
Stigmata maydis

Historie
Bereits vor zehntausend Jahren wurde Mais im Hochtal des heutigen Mexiko angebaut und kultiviert. Schnell wurde er für die Eingeborenen zur wichtigsten Nahrungspflanze. In Mythen und Sagen der mittelamerikanischen Indios ist die Erschaffung des Mais mit der Entstehung der Welt und des Menschen verknüpft:

»Sie fanden den Lebensstoff ... Und indem sie die gelben und die weißen Maiskolben zerrieb, machte Ixmucané neun Getränke. Und dieser Stoff verlieh Kraft und Fülle, und aus ihm schufen sie die Kraft und die Stärke des Menschen ... Und sie überlegten weiterhin die Schöpfung und Formung unserer ersten Mutter und unseres ersten Vaters. Aus gelbem und weißem Mais machten sie sein Fleisch. Aus Maisbrei machten sie die Arme und Beine des Menschen. Einzig Maismasse trat in das Fleisch unserer Ahnen, der vier Menschen, die geschaffen wurden.«[97]

Der Mais wurde zur Hauptnahrung des Menschen und zu einer wichtigen Medizin. Die Maya verehrten einen eigenen Maisgott und benutzten Mais als Diät bei praktisch allen Beschwerden. Wenn ein kranker Mensch allerdings keinen Mais mehr zu sich nahm, galt er als tot, denn das kranke Fleisch wird nur aus reinem maisgebildetem Fleisch neu ersetzt.

Viele Indianer benutzten die Maisgriffel und -blätter als medizinischen Tee gegen Verstopfung, Unfruchtbarkeit und als harn- und schweißtreibendes Mittel, aber auch gegen Höhenkrankheit. Der Stamm der Pima trinkt bei Lungenentzündung eine Mixtur aus Piniennadeln und Maisgriffeln.[98]

Die meisten Indios sehen die Maispflanze auch heute noch als eine Gottheit an, denn sie soll Menschen am Leben erhalten. Als einer der ersten beschrieb der Paduaner Nicolo Syllacio im Dezember 1494 den Mais, und Leonhart Fuchs bildete ihn im Jahre 1542 in seinem Kräuterbuch ab. Zu jener Zeit wurde der Mais »Türkisch Korn« genannt und wurde als Tierfutter, Nahrung und Medizin verwendet.

Inhalts- und Wirkstoffe
Vitamin C, Vitamin K, Glykoside, Saponine, ätherisches Öl, Fett, Harz, Tannin, Alkaloide, Allantoin, Kaliumsalze, Phytosterol

Eigenschaften
Harntreibend, verdauungsfördernd, blutzuckersenkend, blutdrucksenkend, entzündungshemmend

Anwendung
Japanische und chinesische Forscher stellten fest, dass Griffelauszüge den Blutzuckerspiegel und den Blutdruck senken können. Maisgriffeltee wirkt entschlackend, blutreinigend, baut Gifte ab und senkt zu hohen Blutdruck. Zudem wirkt er lindernd bei Entzündungen im urogenitalen Bereich und kann kleine Gallen- und Nierensteine austreiben. Bei der äußerlichen Anwendung wirkt der Tee reinigend bei Wundbehandlungen.

Zubereitung (Rezepte)
Maisgriffel-Tee:
50 Gramm Maisgriffel in einem Liter Wasser 10 Minuten kochen.
Anschließend abgießen. Zwei bis drei Tassen täglich trinken. Der
Tee kann zum Auswaschen von Wunden verwendet werden.

Fertigprodukte:
Maisgriffel (Maisnarben)-Kapseln

Meerrettich

Cochlearia armoracia

Historie

Cochlearia stammt aus dem lateinischen »cochlea« (Löffel) und
beschreibt die Blattform der Pflanze.

Ein pompejisches Wandgemälde belegt, dass Meerrettich schon
in der Antike bekannt war, und Marcus Porcius Cato Censorius,
genannt Cato der Ältere (234 v. Chr.–149 v. Chr.), römischer Feldherr, Geschichtsschreiber, Schriftsteller und Staatsmann, befasste
sich in seinen Abhandlungen zum Ackerbau ausführlich mit dieser Pflanze.[99] Die Römer kultivierten den Meerrettich, und die Seefahrer auf der ganzen Welt schätzten ihn, denn neben Sauerkraut
und Zwiebeln bewahrte er sie vor dem gefährlichen Skorbut.

Im Mittelalter kam der Meerrettich nach Deutschland. Er war
einer der ganz wenigen scharfen Gewürze und wurde vor allem zu
Würsten und Räucherfisch gegessen. Der englische Botaniker John
Gerard (1545–1612) bestätigt in »The Herball, or Generall Historie
of Plantes«, dass sich »der gestampfte und mit etwas Essig verrührte
Meerrettich bei den Deutschen für Saucen zu Fischgerichten und bei
Speisen, die wir mit Senf essen«, allgemeiner »Beliebtheit« erfreue.

Zunächst soll der Meerrettich aber als Heilpflanze eingesetzt worden sein. Eine alte Bauernregel besagt, dass Meerrettich für medizinische Anwendungen besonders in den Monaten geeignet ist, die ein »R« in ihrem Namen enthalten. So wurde er im Mittelalter gegen Vergiftungen, Ohrenschmerzen und Dreitagefieber eingesetzt.

Der Volksglaube besagt, ein Meerrettich-Amulett besitze heilende Kräfte, und Kinder trugen früher auf dem Land häufig eine Halskette, die aus geschnittenen, aufgefädelten Scheiben einer Meerrettichwurzel hergestellt war. Wenn man eine Scheibe rohen Meerrettich in den Geldbeutel legt, soll dieser niemals leer werden.

Inhalts- und Wirkstoffe

Vitamine (hauptsächlich Vitamin C), ätherische Öle, Senföle, Allylsenöl, Allicin, Glucosinolate, Sinigrin, Gluconasturtiin, Mineralstoffe, Flavone, Quercetin, Kämpferol, Asparagin, Arginin, Pentosan, Alloxurbasen, organische Schwefelverbindungen, Oxydase

Eigenschaften

Antibakteriell, immunstärkend, schleimlösend, harntreibend, verdauungsfördernd, menstruationsfördernd, blutreinigend

Anwendung

Meerrettich regt die Nierendurchblutung und die Harnausscheidung an. Auch der Gallenfluss kann gesteigert und die Durchblutung gefördert werden. Ferner verflüssigt sich durch ihn zäher Schleim und lindert Hustenreiz. Er regt zudem Leber, Bauchspeicheldrüse und die Verdauung an und hilft auch gegen jede Form von Appetitlosigkeit.

Meerrettich ist auch ein ausgezeichnetes Blutreinigungsmittel, hilft zudem bei rheumatischen, neuralgischen und gichtigen Schmerzen und bei verschiedenen Erkältungskrankheiten, Grippe, auch bei Katarrhen der oberen Luftwege. Meerrettich-Honig dagegen bewährt sich bei asthmatischen Beschwerden, Husten und Erkältungskrankheiten.

ACHTUNG: Nicht anwenden bei Durchfall! Bei Blasen- und Nierenleiden keinen Meerrettich essen, da große Mengen Nierenbluten auslösen können. Deshalb eignet sich Meerrettich auch nicht für Patienten mit Magengeschwüren oder Schilddrüsenfehlfunktionen!

Zubereitung (Rezepte)
Meerrettich-Honig:
Einen Esslöffel frisch geriebenen Meerrettich mit drei Esslöffeln Honig verrühren. Mehrmals täglich einen Teelöffel einnehmen.

Meerrettich-Auflage:
Ein etwa 10 Zentimeter langes Stück Meerrettich fein reiben und mit wenig Wasser zu einem feinen streichfähigen Brei vermengen. Die Masse dünn auf ein Leinen- oder Baumwolltuch streichen und auflegen. Nach maximal fünf Minuten wieder abnehmen.

Meerrettich-Tinktur:
Eine kleine (von einer großen die Hälfte) Meerrettichstange fein reiben und in ein Glas oder eine Schüssel geben. Mit 70%igem Alkohol übergießen, bis der Meerrettich komplett bedeckt ist. Anschließend zwei Stunden stehen lassen. Mit einem Baumwolltuch die Tinktur abpressen und mit dem gleichen Teil Wasser vermischen.

Meerrettich-Tee:
Einen Esslöffel grob geriebenen Meerrettich mit einer Tasse kochendem Wasser übergießen und zugedeckt fünf Minuten ziehen lassen. Drei bis vier Tassen auf den Tag verteilt trinken.

Meerrettich-Milch:
Einen Teelöffel frisch geriebenen Meerrettich in ein Glas lauwarme Milch einrühren. Einmal täglich, am besten abends, trinken.

Meerrettich-Wein:
Acht bis zehn frische dünne Meerrettich-Scheiben in ein Glas geben und mit einem Glas Wein begießen. Abdecken und einen Tag stehen lassen (mindestens acht Stunden).

Oregano
Origanum vulgare

Historie
Oregano sah man als schönen »Schmuck der Berge« an. Der Name Origanum stammt deshalb auch aus dem griechischen »oros« (Gebirge) und »ganos« bedeutet »Schmuck«. Im Volksmund heißt die Pflanze auch *Wilder Majoran, Dost, Mutterkraut, Berghopfen* oder *Ohrkraut.*

In der Antike wurde Oregano gegen Vergiftungen durch Pflanzen, etwa Schierling, Mohn und Herbstzeitlose, verwendet. Der griechische Mediziner Dioscurides beschreibt sie bereits im 1. Jahrhundert. Dem berühmtesten Arzt des Altertums, Hippokrates von Kos (ca. 460 v. Chr.–ca. 370 v. Chr.), diente Oregano zur Geburtsbeschleunigung und zur Heilung von Hämorrhoiden. In Form von Räucherungen wurde er in der Antike aber auch als dämonenabwehrendes Mittel verwendet.

Im Mittelalter galt die Pflanze als »Schutzkraut« gegen Teufel, Hexen und Nixen. Man hielt sie etwa den Hexen unter die Nase, um sie vom Teufel zu lösen. Als Schutz vor bösen Mächten wurde Oregano zudem in den Brautschuh gelegt und in den Brautstrauß eingebunden. Er wurde kleinen Kindern auch zum Schutz in die Wiege gelegt und man vertrieb mit ihm Ungeziefer.

In der Volksmedizin diente er als ein ausgezeichnetes Mittel bei allen Beschwerden im Magen-Darm-Trakt. Oregano wird aber auch zum Würzen von Speisen eingesetzt und ist vor allem in Südeuropa sehr beliebt.

Inhalts- und Wirkstoffe
Gerbstoffe, Bitterstoffe, ätherische Öle (Thymol, Carvacrol)

Eigenschaften
Antiseptisch, antiviral, appetitfördernd, verdauungsfördernd

Anwendung
Bei akuten Infektionen des Verdauungs- und Atemtraktes eignet sich Oregano-Öl. Oregano-Tee dagegen ist ein hervorragendes Mittel bei Bronchialkatarrhen und festsitzendem Husten, aber auch bei Magen-Darm-Problemen. Aus der Volksheilkunde ist das Oregano-Bad bekannt, das vor allem bei allergischen Erkrankungen der Haut angewendet werden soll.

Zubereitung (Rezepte)
Oregano-Tee:
Einen Teelöffel Oregano mit 250 ml kochendem Wasser übergießen und zugedeckt etwa 15 Minuten ziehen lassen. Anschließend durch ein Teesieb oder Filter abgießen.

Oregano-Bad:
50 bis 60 Gramm Oregano mit einem Liter kochendem Wasser übergießen und 15 Minuten zugedeckt ziehen lassen. Anschließend durch ein Teesieb oder Filter abgießen. Die Zubereitung in das Badewasser geben.

Oregano-Hautöl:
Sechs Teelöffel frisches Oreganokraut fein geschnitten oder gehackt in 100 ml Mandel-, Oliven- oder Sesamöl über Nacht in einem verschlossenen Glas stehen lassen. Anschließend durch einen Kaffee- oder Teefilter abgießen und in eine Flasche abfüllen. Kühl und dunkel aufbewahren.

Oregano-Tinktur:
Frisches grob gehacktes Oreganokraut in ein gut verschließbares Glas geben. Mit 40%igem klaren Schnaps auffüllen und das Glas gut verschließen. Fünf bis sechs Wochen an einem warmen und sonnigen Platz stehen lassen. Durch einen Kaffee- oder Teefilter abgießen und in eine dunkle Flasche abfüllen.

Oregano-Mundwasser:
Einen Tropfen Oreganoöl (Fertigprodukt) in einem Glas lauwarmem Wasser auflösen.

Fertigprodukte:
Oregano-Öl
Oregano frisch oder getrocknet

Papaya
Carica papaya

Historie
Papaya ist ein Wort aus der Arawaksprache, die früher im nördlichen Südamerika und auf einigen Karibischen Inseln gesprochen wurde. Die Frucht gilt bei fast allen Indianervölkern als eines der besten und verträglichsten Magen- und Verdauungsmittel.

Diego de Landa (1524–1579) war Bischof von Yucatán und bekehrte die einheimischen Maya-Völker mit Mitteln der Inquisition zum katholischen Christentum. Er beschrieb in seinem Text »Libro del Judio« bereits Anfang des 16. Jahrhunderts die medizinische Verwendung der Papaya bei den Maya:

»Die Tugenden dieser Pflanze sind wunderbar. Die Früchte isst man, um die Verdauung und Gallenblase anzuregen; der Saft normalisiert die Tätigkeit des Magens und der Galle und die Arbeit der Leber. Der Milchsaft, der in der Rinde und in den grünen Früchten enthalten ist, heilt sofort die Durchfälle, auch ist er gut, um Asthma zu behandeln und um Würmer auszutreiben. Die Samen, zu Pulver zerrieben und getrunken, stoßen die Bandwürmer aus.«[100]

Die Indianer Mittel- und Südamerikas benutzten die Papaya darüber hinaus auch als Gegenmittel bei Tierbissen.

Die Spanier brachten den Papayasaft schließlich im frühen 16. Jahrhundert nach Asien, wo er in der chinesischen Medizin Einzug fand. In Deutschland berichtete erstmalig der Botaniker, Arzt, Pharmakologe und Naturforscher Valerius Cordus (1515–1544) über Papayablätter.[101]

Inhalts- und Wirkstoffe
Papain, Chymopapain, Lysocym, Callase, Lipase, Carpain, Carposid, Pektin, Vitamin A, Vitamin C, Kalzium, Natrium, Eisen, Kalium

Eigenschaften
Entgiftend, fungizid, immunstärkend, verdauungsregulierend

Anwendung
In tropischen Ländern regulieren die Samen der Papayafrucht die Verdauung und schützen vor Durchfallerkrankungen und Darminfektionen. Darüber hinaus gelten Papayasäfte als Hausmittel bei allen Arten von Vergiftungen durch Tiere, etwa Kugelschnecken, Steinfische, Schlangen und Skorpione.

Zubereitung (Rezepte)
Papaya-Tee:
Drei Esslöffel getrocknete Papayablätter und Stängel (zerkleinert) in einem Liter Wasser drei bis vier Minuten kochen und anschließend zwei bis drei Minuten ziehen lassen. Durch ein Teesieb abgießen.

Papaya-Maske:
Das Fruchtfleisch einer frischen Papaya zerdrücken oder pürieren und den Brei direkt als Maske auflegen. Nach zehn Minuten Einwirkzeit mit klarem lauwarmem Wasser abspülen.

Papaya bei trockenen Händen:
Die Hände einige Minuten in frischem Papayasaft baden. Anwendung regelmäßig wiederholen.

Papaya bei Insektenstichen oder Hühneraugen:
Man gibt frischen Papayasaft oder ein Stück frische Frucht direkt auf die zu behandelnde Stelle und lässt es einwirken. Bei Hühneraugen sollte ein Stück Frucht über Nacht aufgelegt werden.

Papaya-Auflage:
Bei kleinen Wunden wird die Schale einer frischen Papaya, an der noch etwas Fruchtfleisch anhaften kann, direkt auf die Wunde gelegt. Längere Zeit einwirken lassen.

Fertigprodukte:
Papaya-Blätter
Papaya-Tee
Papaya-Frucht
Papaya-Tinktur
Papaya-Kapseln
Papaya-Pulver
Papaya-Fruchtgranulat
Papaya-Duschbad
Papaya-Shampoo
u. v. m.

Pappel
Populus spp.

Historie

Der lateinische Name Populus bedeutet »Volk«, weil die Pappel häufig auf öffentlichen Plätzen gepflanzt wurde.

Doch vor allem in Nord-, Mittel- und Südamerika wachsen verschiedene Pappelarten, die von vielen Indianerstämmen seit frühster Zeit medizinisch genutzt wurden: Sie sammelten die balsamhaltigen Knospen und verwendeten sie als Mittel gegen Erkältungen oder stellten daraus eine Salbe her, die in die Nasenlöcher eingerieben wurde, um den balsamischen Duft zu inhalieren.

Eine Pappelsalbe aus der schwarzen, weißen oder amerikanischen Pappel nahm später auch einen wichtigen Platz in der europäischen Pharmaziegeschichte ein. In alten Kräuterbüchern taucht sie immer wieder auf und soll auch mit den berühmt-berüchtigten »Hexensalben« oder »Flugsalben« identisch sein.[102]

Auch der erste Arzt Neu-Spaniens, Francisco Hernandez de Toledo (ca. 1514–1587), erwähnte das Harz, das beim Erhitzen oder Kochen der Pappelknospen von den Indios gewonnen und als Wundheilmittel verwendet wurde.[103]

Aus der weißen Pappelrinde kochten die Indianer zudem einen Tee, der Frauen bei Menstruationsschmerzen und zur Erholung nach der Geburt gegeben wurde.

Inhalts- und Wirkstoffe

Ätherisches Öl, Harz, Flavone, Gerbstoffe, Salicylate, Phenolglykoside (Populin, Salicin), Mineralstoffe, Spurenelemente, Mannit, Gallussäure

Eigenschaften

Adstringierend, anregend, blutstillend, entzündungshemmend, desinfizierend, harntreibend, schleimlösend, schmerzstillend, schweißtreibend, tonisierend

Anwendung
Die ätherischen Öle und Gerbstoffe der Pappelblattknospen wirken desinfizierend und adstringierend. Werden Pappelknospen gesammelt, kann man sie auch in Inhalationsbäder bei Schnupfen, Nebenhöhlenentzündung oder Bronchitis geben. Eine aus den Knospen hergestellte Salbe eignet sich zudem zur Desinfektion der Nase, bei Verbrennungen und Hämorrhoiden. Die Pappelholzkohle ist aber auch als Mittel gegen Magen-Darm-Störungen, Sodbrennen und zur Entgiftung geeignet. Die Knospen der Schwarzpappel lindern Schmerzen bei Rheuma, Arthritis und Gicht. Die Schwarzpappel ist zudem auswurffördernd, keimtötend, beruhigt den Husten und erleichtert die Bronchien.
ACHTUNG: Nicht verwenden bei Überempfindlichkeit gegen Salicylate!

Zubereitung (Rezepte)
Pappel-Öl:
Möglichst frische Pappelknospen (getrocknete gehen auch) bis zur Hälfte in ein fest verschließbares Glas füllen. Über die Knospen ein gutes Pflanzenöl (z. B. Olivenöl) gießen, bis sie komplett bedeckt sind. Das Glas sorgfältig verschließen und in einem Wasserbad etwa 15 Minuten köcheln lassen. Das Wasserbad von der Kochstelle nehmen und das Glas darin stehen lassen, bis alles abgekühlt ist. Anschließend das Glas an einem warmen Platz drei Tage stehen lassen. Das Wasserbad wiederholen. Wenn das Öl abgekühlt ist, in einen Kaffee- oder Teefilter abgießen. In eine dunkle Flasche abfüllen.
Ein paar Tropfen Pappel-Öl in heißem Wasser kann zur Inhalation verwendet werden.

Pappel-Salbe:
30 ml Pappel-Öl (Rezept s. o.) mit zwei Gramm Bienenwachs in einem Glas vermischen. Das Glas solange in ein Wasserbad stellen bis das Wachs geschmolzen ist. Anschließend aus dem Wasser nehmen und so lange rühren, bis die Masse auf Handwärme abgekühlt ist. Die Salbe in einen Tiegel abfüllen.

Pappel-Creme:
30 ml Pappel-Öl (Rezept s. o.) mit einem Gramm Bienenwachs und fünf Gramm Wollwachsalkohole in einem Glas mischen. 30 ml Wasser (destilliert, Mineral) in ein zweites Glas füllen. Beide Gläser in ein Wasserbad stellen, bis die festen Teile im ersten Glas geschmolzen sind. Das Wasser nach und nach unter ständigem Rühren in die Fettmasse gießen. So lange rühren, bis eine cremige Masse entstanden und die Creme auf Handwärme abgekühlt ist. Wenn ein Konservierungsmittel oder ätherische Öle gewünscht sind, werden diese jetzt eingerührt. Die fertige Creme in Tiegel abfüllen und im Kühlschrank aufbewahren.

Fertigprodukte:
Pappel-Salbe
Pappel-Holzkohle
Pappel-Tinktur
Pappel-Öl

Perubalsam
Balsamum peruvianum

Historie
Der Perubalsam stammt nicht aus Peru, was oft fälschlicherweise angenommen wird, sondern aus Zentralamerika und wächst in ausgedehnten Regenwäldern. Der aus ihm gewonnene Balsam gelangte ursprünglich über Peru nach Europa, weswegen der Name irreführend ist.

Die ältesten indianischen Quellen, die Wörterbücher und medizinischen Texte der yukatekischen Maya, erwähnen bereits die medizinische Verwendung des Balsams. Sie gebrauchten dabei fast alle Teile des Baumes: einen Wurzelsud bei Hämorrhoiden, einen

Blättersud zur Reinigung der Nieren und der Blase sowie die Rinde als Deodorant zum Einreiben unter die Achselhöhlen. Zudem galt der Balsam bei ihnen auch als Heilmittel gegen Unfruchtbarkeit.[104]

Als einer der ersten Europäer beschrieb der englische Botaniker John Gerard (1545–1612) die medizinischen Qualitäten des Balsambaumes. Nicht zuletzt dadurch wurde der Perubalsam ein sehr gefragter Importartikel in Europa.

Im 19. Jahrhundert wurde eine Salbe daraus zur Behandlung von Frostbeulen hergestellt: die »Unguentum saturni«, eine Mischung aus Perubalsam, Opium, Kampfer und Aluminiumsalzen.

Inhalts- und Wirkstoffe
Cinnamein (Benzoesäurebenzylester, Zimtsäurebenzylester), Nerolidol, Vanillin

Eigenschaften
Antiseptisch, keimhemmend, fungizid

Anwendung
Da der Balsam auch Nerolidol, etwas Vanillin und ähnlich aromatische Ester enthält, die antiseptische Wirkungen haben, kann die Salbe zur Schorfbildung schlecht heilender Wunden, Hämorrhoiden, Frostbeulen und zur Abtötung von Krätzmilben benutzt werden.

Fertigprodukte:
Perubalsam

Piment

Pimenta dioica

Historie

Der Pimentbaum kommt auf dem mittel- und südamerikanischen Festland vor, aber auch auf den Karibikinseln.

In der indianischen Medizin wurden die Blätter und Samen seit frühster Zeit in der Küche und Medizin verwendet. Schon die Maya kauten die Blätter bei Zahnschmerzen, Verdauungsproblemen oder Appetitlosigkeit. Sie wurden aber auch zum Würzen von Fischen und Suppen verwendet.[105]

Piment war auch bei den Kolonisatoren beliebt und das erste Gewürz, das aus der Neuen Welt nach Europa gebracht wurde. Hier waren die Pimentsamen unter den Namen *Allerleigewürz*, *Jamaikapfeffer*, *Nelkenpfeffer* oder *Lorbeerbaum* bekannt und wurden ebenso als magenstärkendes Bittermittel und Appetitanreger benutzt.

Inhalts- und Wirkstoffe

Ätherisches Öl (Eugenol, Caryophyllen, Cineol), Harz, Gerbstoffe, Vitamin K, Vitamin P

Eigenschaften

Antiseptisch, appetitanregend, desinfizierend, blutstillend

Anwendung

Die Blätter enthalten unter anderem das blutstillende Vitamin K und das gefäßabdichtende und -stärkende Vitamin P. Das ätherische Öl ist antiseptisch, appetitanregend und hat reinigende und desinfizierende Wirkungen auf den Darm. Pimentsamen hingegen können bei Zahnschmerzen gekaut werden.

Zubereitung (Rezepte)
Erkältungstee mit Piment:
Einen Teelöffel Piment, einen Teelöffel Anis, einen Teelöffel Pomeranzenblüten und einen Teelöffel Eukalyptusblätter mit 200 ml kochendem Wasser übergießen und 15 Minuten zugedeckt ziehen lassen.

Piment bei Zahnschmerzen:
Zwei bis drei Pimentsamen zerkauen und noch einige Zeit im Mund lassen.

Piment-Öl:
Drei Esslöffel Pimentkörner im Mörser zerdrücken, in ein gut verschließbares Glas geben und mit 250 ml Olivenöl übergießen. Das Glas fest verschließen und drei Wochen an einen warmen Platz stellen. In einen Tee- oder Kaffeefilter abgießen und in eine dunkle Flasche abfüllen. Kühl aufbewahren.

Piment-Drink:
$1/2$ Teelöffel Pimentkörner im Mörser anquetschen und mit einem Teelöffel getrockneter Orangenschale vermischen. Mit 250 ml kochendem Wasser übergießen und 10 bis 15 Minuten stehen lassen. Kann warm und kalt getrunken werden.

Fertigprodukte:
Pimentsamen
Piment-Öl

Propolis

Historie

Propolis ist ein Gemeinschaftsprodukt aus der Tier- und Pflanzenwelt, das antibiotisch wirkt: Bienen sammeln von August bis Oktober Harze von Blattknospen und Rinden von verschiedenen Baumarten, um sich auf die Überwinterung vorzubereiten und daraus das begehrte Propolis zu gewinnen: Das gesammelte Baumharz wird durch die Vermengung mit den Verdauungssekreten der Bienen letztlich zu Propolis. Die Sekrete der Insekten enthalten Enzyme, die dazu in der Lage sind, medizinisch wirksame Substanzen aus dem pflanzlichen Harz herauszulösen.

Die Bezeichnung Propolis kommt aus dem Griechischen und bedeutet »vor der Stadt« oder »städtische Verteidigungsanlage«, weil die Bienen mit dieser Substanz ihre Stöcke verschließen, festigen und auch schützen.

Die Insekten benutzen Propolis aber auch zur Mumifizierung der sterblichen Überreste unerwünschter Eindringlinge. Dadurch verwesen die Kadaver nicht und das Bienenvolk ist vor schädlichen Bakterien und Gerüchen geschützt.

Das machten sich schon die alten Ägypter zunutze, die ihre Mumien ebenso mit einer Propolismischung einbalsamierten sowie Speer- und Pfeilwunden desinfizierten.
Auch noch im Zweiten Weltkrieg wurde Propolis von der Roten Armee zur Wundbehandlung der Soldaten verwendet.

Wissenschaftliche Forschungen renommierter Institute beschäftigen sich heute mit dem natürlichen Antibiotikum Propolis und bestätigen die hohe Wirksamkeit der Substanz gegen Bakterien, Viren und Pilze.
Der dänische Forscher Karl Lund Augaard hat Versuche mit Pro-

polis angestellt. Testreihen an 16 000 Personen bestätigten, dass Propolis ein gegen zahlreiche Mikroorganismen wirksames Antibiotikum ist und die immunologische Körperabwehr stärkt, wobei sehr selten allergische Reaktionen auftraten. Zudem aktiviert es die Thymusdrüse, ein wichtiges Organ im menschlichen Immun- und Hormonsystem, und erhöht die Zellstoffwechsel- und die Zellteilungsrate bis auf das Doppelte. Propolis bewährt sich auch als unterstützendes Heilmittel bei zahlreichen Stoffwechselstörungen; ein hoher Blutfettspiegel und Durchblutungsstörungen werden günstig beeinflusst. Andere Forschungsergebnisse weisen daraufhin, dass Propolis sogar antiallergische Wirkungen hat.[106]

Inhalts- und Wirkstoffe

Vitamin A, Vitamine der B-Gruppe, Vitamin C, Vitamin E, Vitamin H, Vitamin P, Harze, Flavone, Flavonoide, Zimtsäure, Kaffeesäure, Ferulasäure, Gerbsäure, Aminosäuren, ätherische Öle, Blütenpollen, Kalzium, Eisen, Kupfer, Kobalt, Nickel, Zink, Silicium, Vanadium, Titan

Eigenschaften

Immunstärkend, entzündungshemmend, reinigend, durchblutungsfördernd, desinfizierend, schmerzlindernd, zellstoffwechselfördernd, verdauungsfördernd, antiallergisch, fungizid

Anwendung

Erkrankungen im Hals-Nasen-Ohren-Bereich (Entzündungen der Mund- und Rachenschleimhaut, chronischer und akuter Schnupfen, Nebenhöhlenentzündungen, Mandel- und Ohrenentzündungen); Erkrankungen der Atemwege (Heuschnupfen, Husten, Bronchitis, Bronchialasthma und unterstützend bei Tuberkulose); Erkrankungen der Verdauungsorgane (Magenschleimhautentzündungen, Magen- und Darmgeschwüre, Gallenbiasenentzündungen); Erkrankungen der Zähne (Zahnfleischentzündungen, Mund- und Zahnhygiene allgemein, Paradontose, Zahnschmerzen, Zahninfektionen); Erkrankungen der Unterleibsorgane (Nierenentzündungen, Entzündungen der Harnwege und der Blase, Prostataleiden, Infektionen der Vagina); bei Haut- und Hautanhanggebilden (Schuppenflechte, Herpes labialis, Strahlenschäden, Abzesse, Furunkel, schlecht heilende, entzündete und eitrige Wunden, Warzen, Hornhaut, Hühneraugen, Narben, Windeldermatitis); bei Verletzungen (Schnittwunden, Quetschungen, Frostbeulen, Erfrierungen, Verbrennungen, Sonnenbrand); bei Stoffwechselstörungen (rheumatischer Formenkreis, Bluthochdruck, erhöhter Blutfett- und Cholesterinspiegel, Durchblutungsstörungen, Arteriosklerose) und bei Immunschwäche (rezidivierende, also wiederkehrende Infekte der Atemwege, Mandeln und Harnorgane, allgemeine Abwehrschwäche, Erkältungsvorbeugung).

Zubereitung (Rezepte) oder Fertigprodukte
Propolis-Tinktur:

50 Gramm Propolis-Harz einfrieren und im gefrorenen Zustand in einer Kaffeemühle oder mit dem Mörser zu feinem Pulver zerkleinern (oder Propolis-Pulver fertig kaufen). Das Pulver in ein gut verschließbares Glas geben und mit 100 ml mindestens 70%igem Weingeist übergießen. Das Glas gut verschließen und an einem warmen Platz fünf bis sechs Wochen stehen lassen. In einen Kaffee- oder Teefilter abgießen (dauert durch das feine Pulver sehr lange) und in eine dunkle Flasche abfüllen. An einem kühlen Ort kann die Tinktur bis zu einem Jahr aufbewahrt werden. Täglich drei Teelöffel einnehmen.

Die Tinktur kann in heißem Wasser zum Inhalieren verwendet werden, verdünnt für Waschungen, Umschläge und Einreibungen.

Propolis-Creme:

50 Tropfen Propolis Tinktur (Rezept s. o.) mit 25 ml Wasser mischen und in ein Glas geben. 30 ml Pflanzenöl (z. B. Olivenöl), 15 Gramm Lanolin anhydrit und vier Gramm Bienenwachs in ein zweites Glas geben. Beide Gläser in ein Wasserbad stellen und so lange erhitzen, bis die festen Bestandteile des zweiten Glases geschmolzen sind. Anschließend die Wasser-Propolismischung unter ständigem Rühren nach und nach in die Fettmischung gießen und so lange rühren, bis die Masse auf Handwär-

me abgekühlt ist. Die Creme in ein Gefäß (Tiegel) abfüllen. Am besten im Kühlschrank aufbewahren.

Fertigprodukte:
Propolis-Kapseln
Propolis-Tee
Propolis-Salbe
Propolis-Pulver
Propolis-Creme
Propolis-Duschbad
Propolis-Badezusatz
Propolis-Shampoo
Propolis-Tinktur
Propolis-Mundwasser
Propolis-Zahncreme
u. v. m.

Ratanhia
Krameria triandra

Historie
Die Ratanhia war eine der wichtigsten Heilpflanzen der Inkas. Sie benutzten das Wurzelpulver bei allen Arten von Entzündungen und bei Durchfall. Als Tonikum wurde es als Mittel zum Erhalt der Zähne verwendet.

Im Jahre 1784 gelangten Wurzelstücke der Pflanze durch den Botaniker und Arzt Hipolita Ruiz nach Europa, nachdem er in Lima entdeckt hatte, dass Indiofrauen sie als zahnerhaltendes Mittel kauten.

Inhalts- und Wirkstoffe
Catchein-Gerbstoffe, Phlobaphen, Ratanhin, Schleim, Wachs, glykosidische Gerbstoffe

Eigenschaften

Entzündungshemmend, verdauungsfördernd, adstringierend, blutungsstillend

Anwendung

Peru: Ratanhia gilt als beliebtes Hausmittel gegen Zahnfleischbluten und wird als Tee oder Sud bei Urinierschmerzen getrunken.

Venezuela/Brasilien: Hier ist Ratanhia-Tee ein weitverbreitetes Lebertonikum, soll aber auch bei Nierenbeschwerden und Lungenentzündungen wirken.

Allgemein: Die Ratanhia wirkt stark adstringierend, weil sie reich an Tannin ist. Deshalb ist sie auch sehr gut bei Durchfall und Darmentzündungen zu verwenden, ebenso für Umschläge und Einreibungen bei Blutungen, Geschwüren, Frostbeulen, Verbrennungen und zur Wundheilung.

ACHTUNG: Nicht länger als zwei Wochen ohne ärztlichen Rat anwenden.

Zubereitung (Rezepte) oder Fertigprodukte

Ratanhia-Tee:

1,5 bis 2 Gramm frische Ratanhia-Wurzelstücke in 200 ml Wasser 10 Minuten lang kochen. Anschließend abseihen. Der lauwarme Tee kann auch zum Gurgeln, Mundspülen, für Waschungen und Umschläge verwendet werden.

Ratanhia-Tinktur:

Ein gut verschließbares Glas mit Ratanhia-Wurzelstücken füllen und mit mindestens 70%igem Alkohol übergießen, dass die Wurzelstückchen eben bedeckt sind. Das Glas fest verschließen und fünf Tage stehen lassen. In ein Tee- oder Kaffeefilter abgießen und in eine dunkle Flasche abfüllen.

Die verdünnte Tinktur kann für Umschläge, Waschungen und zum Einreiben verwendet werden.

Fertigprodukte:

Ratanhia-Tinktur

Ringelblume
Calendula officinalis

Historie

Die Ringelblume ist seit jeher ein Symbol für Schönheit, Anmut und treue Liebe. Calendula heißt »der kleine Kalender«, weil die Pflanze durch das Öffnen und Schließen ihrer Blüten die Tage zählt.

Im Volksglauben wurden Girlanden aus Ringelblumen geflochten, um dem Bösen den Zutritt ins Haus zu verwehren, und eine alte Legende besagt, wenn eine Jungfrau barfuß auf eine Ringelblumenstaude tritt, sie die Sprache der Vögel verstehen könne.

Als Heilpflanze gegen eitrige Wunden und Geschwüre kannte sie bereits Hildegard von Bingen, und auch Sebastian Kneipp empfahl sie zur Wund- und Hautbehandlung.

Inhalts- und Wirkstoffe

Ätherisches Öl, Salizylsäure, Bitterstoffglykoside (Calenden, Calendulin), Flavonoide, Saponine, Carotinoide, Enzyme, natürlicher Farbstoff

Eigenschaften

Abschwellend, adstringierend, antibakteriell, anregend, entzündungshemmend, krampflösend, fungizid, reinigend, schweißtreibend

Anwendung

Die Ringelblume ist auch ein wichtiges Hautpflege- und Reinigungsmittel, ein wertvolles Wundheilmittel und fördert die Funktion der Verdauungsdrüsen. Äußerlich angewendet wird sie als Salbe, Tinktur oder Auflage bei Akne, Furunkeln, Verbrennungen und bei Entzündungen und Geschwüren, die dicht unter der Haut liegen. Auch verschmutzte und eitrige Wunden reagieren gut auf Ringelblumen-Anwendungen.

Ringelblumentee dient zum Spülen und Gurgeln bei Entzündungen im Hals, Rachen und am Zahnfleisch, und als feuchte Auflagen bei Ausschlägen und schlecht heilenden Wunden. Der Tee kann auch zur Harmonisierung der Monatsblutung oder bei chronischer Magenschleimhautentzündung getrunken werden.

Zubereitung (Rezepte)
Ringelblumen-Tee:
Zwei Teelöfffel getrocknete Ringelblumenblüten mit 250 ml kochendem Wasser übergießen und 10 Minuten ziehen lassen. In einen Teefilter abgießen. Der Tee kann auch für Umschläge, Waschungen, Kompressen, zum Gurgeln und für Mundspülungen verwendet werden.

Ringelblumen-Salbe:
Etwa 20 Gramm frische Ringelblumenblüten in ein Glas geben und mit 20 ml Olivenöl übergießen. In der Sonne stehen lassen, bis das Öl warm ist (oder einfach im Wasserbad erwärmen). Anschließend 12 Stunden ziehen lassen und abgießen. Fünf Gramm Kakaobutter und fünf Gramm Bienenwachs im Wasserbad zum Schmelzen bringen und das abgegossene Öl einrühren. Abkühlen lassen und in ein passendes Gefäß abfüllen. Kühl lagern und innerhalb von sechs Monaten verbrauchen.

Ringelblumen-Tinktur:
20 Gramm frische Blütenblätter in ein gut verschließbares Glas geben und mit 100 ml 60%igem Alkohol übergießen. Anschließend das Glas fest verschließen und 10 Tage an einem warmen Platz stehen lassen. In einen Kaffee- oder Teefilter abgießen und in eine dunkle Flasche abfüllen.

Fertigprodukte:
Ringelblumen-Salbe/Creme
Ringelblumen-Tinktur
Ringelblumen-Seife
Ringelblumen-Duschbad

Ringelblumen-Shampoo
Ringelblumen-Lippenpflegestift
Ringelblumen-Bad
Ringelblumenblüten-Tee
u. v. m.

Sandelholz
Santalum album

Historie

Es gibt viele verschiedene Arten von Sandelholzbäumen. Die wichtigsten sind der weiße und der rote Sandelholzbaum. Er ist in Ostindien beheimatet, genauer in der Region um Mysore und Karnataka.

In Indien wird Sandelholz seit über 3000 Jahren durch seinen Wohlgeruch verehrt und als »königlicher Baum« in der ältesten Sanskrit-Literatur gepriesen. Bereits 1700 v. Chr. exportierten die Inder das Sandelholz als zollpflichtige Ware nach Ägypten.

Man fertigte aus Sandelholz wohlriechende Gottskulpturen, da man glaubte, es könne Dämonen abwehren. Im Ayurveda, der Wissenschaft vom langen Leben, und in der tibetanischen Heilkunde wird das Holz als medizinisches Mittel verwendet.

In früheren Zeiten diente der fein-ätherisch-würzige Rauch des Sandelholzes als Brücke zum Jenseits. Und auch heute leisten sich reiche Inder eine Verbrennungszeremonie aus Sandelholz, da sein Rauch den Übergang in die jenseitige Welt bedeutet. Mit einer Sandelholzräucherung wird aber auch ein Schutz geschaffen, um alle Dämonen, schwarze Magie und kraftraubende Situationen zu bannen.

In Europa kann der Sandelholzbaum nur in beheizten Gewächshäusern gezüchtet werden.

Inhalts- und Wirkstoffe
Ätherische Öle, Triterpene

Eigenschaften
Blutreinigend, harntreibend, keimtötend, schmerzlindernd

Anwendung
Das Sandelholz wird häufig für Duftmischungen zum Verräuchern verwendet. Aber der Weißsandel ist auch ein keimtötendes, schmerzlinderndes Mittel für die Harnwege und wirkt bei Blasenentzündungen.

ACHTUNG: Gegenanzeigen sind möglich bei Erkrankungen des Nierenparenchyms. Zudem sollte isoliertes Sandelholz-Öl in magensaftresistenter Umhüllung verabreicht werden!

Zubereitung (Rezepte)
Sandelholz-Bad:
Sechs Tropfen Sandelholz-Öl in ein Vollbad geben.

Sandelholz-Massageöl:
Fünf Tropfen Sandelholz-Öl in 500 ml Trägeröl (z. B. Mandelöl) geben.

Fertigprodukte:
Sandelholz
Sandelholz-Tee
Sandelholz-Öl
Sandelholz-Duft
Sandelholz-Seife
Sandelholz-Duschgel
Sandelholz-Massageöl
u. v. m.

Schafgarbe
Achillea millefolium

Historie

Achillea stammt vom Griechen »Achilleios« (Achilles). Der Kämpfer lernte bei dem Kentauren Chiron die Pflanze kennen. Vor den Toren Trojas heilte er damit die Wunden des Telephos, König aus Mysien. Im Volksmund wird die Schafgarbe deshalb auch *Soldatenkraut* oder *Achilleskraut* genannt.

Bereits die alten Azteken kannten die Heilkräfte dieser Pflanze. In einem aztekischen Text heißt es:

»Ihre Blätter, ihre Zweige sind aschfahl, ausgebreitet, gesägt-gezähnt. Sie ist eine Hustenmedizin, eine Medizin für alle Fälle.«[107]

Aber auch unter dem Namen *Zimmermannskraut* ist sie bekannt. Das geht auf eine Legende zurück, die besagt, dass Joseph, der Zimmermann, sich verletzt hatte und Jesus, sein Sohn, Schafgarbenblätter pflückte und damit die Wunde verband, die dann schnell verheilte.

Einige nordamerikanische Indianerstämme nutzten Schafgarbentee bei Erkältungen und Husten. Sie wendeten die Schafgarbe aber auch bei Quetschungen, Blutergüssen und Stauchungen an.

Schafgarbentee gilt bis heute bei vielen mexikanischen Indianern und Kräuterheilern als ein Nerventonikum und Wundreinigungsmittel.

Inhalts- und Wirkstoffe

Chamazulen, Caryophyllen, Pinen, Borneol, Terpeniol, Cineol, Thujon, Bitterstoffe, Flavonoide, Gerbstoffe, Salycilsäure-Derviate

Eigenschaften

Blutreinigend, blutstillend, krampflösend, gefäßtonisierend, verdauungsregulierend, blutdrucksenkend, durchblutungsfördernd, entzündungshemmend, keimtötend

Anwendung

Die Schafgarbe hilft bei Krampfadern, Hämorrhoiden und regt den Blutkreislauf an. Aber auch gegen Fettleibigkeit und Cellulitis während der Wechseljahre. Als Diuretikum (Mittel, das die Harnausscheidung fördert) hilft sie, Nierenablagerungen und Nierensteine auszuschwemmen, aktiviert die Verdauung und entbläht. Durch ihre keimtötende Wirkung fördert sie zudem die Heilung von Wunden.

Zubereitung (Rezepte)
Schafgarbenkraut-Tee:

Einen Teelöffel getrocknetes Kraut mit einer Tasse kochendem Wasser übergießen und 10 Minuten ziehen lassen.

Schafgarbenblüten-Tinktur:

Ein gut verschließbares Glas zu $1/3$ mit klarem Schnaps (z. B. Korn) und $2/3$ mit Wasser (destilliert oder Mineral) füllen. Anschließend mit Schafgarbenblüten füllen, soviel die Flüssigkeit aufnehmen kann. Das Glas gut verschließen und 10 Tage an einen warmen sonnigen Platz stellen. Danach durch einen Kaffee- oder Teefilter abgießen und in eine dunkle Flasche abfüllen. Einnahme sollte nur mit Wasser verdünnt vorgenommen werden (ein Esslöffel Tinktur mit drei Esslöffeln Wasser).

Schafgarben-Bad:

100 frische Schafgarben (ganze Pflanze) über Nacht in kaltem Wasser ansetzen. Am nächsten Tag bis zum Kochen erhitzen und gleich dem Badewasser zugeben. Die Ansetzung kann auch für Umschläge verwendet werden.

Fertigprodukte:

Schafgarbenkraut-Tee
Schafgarben-Tabletten
Schafgarben-Sirup
Schafgarben-Tropfen

Schwarzkümmel
Nigella sativa

Historie

Schwarzkümmel ist eine uralte Heil- und Gewürzpflanze und stammt ursprünglich aus dem Mittelmeerraum. Vor mehr als 3000 Jahren war sie bereits bei den Assyrern und den Ägyptern bekannt. So fand man etwa im Grab von König Tutenchamun (13. Jahrhundert v. Chr.) einen Flakon mit Schwarzkümmelöl, das ihm wohl im Totenreich wertvolle Dienste leisten sollte.[108]

Die alten Griechen schätzten Schwarzkümmel wegen seiner verdauungsfördernden Wirkung. Er wurde aber auch bei der Behandlung von Schlangenbissen, Skorpionstichen, Hautausschlägen, Geschwulsten und Eiterwunden angewendet, ebenso bei Erkältungen, Atembeschwerden und Zahnschmerzen.

Karl der Große (747–814), König des Fränkischen Reichs und später römischer Kaiser, verfügte in seiner Landgüterverordnung »Capitulare de vilis vel curtis imperii« um 812, dass eine Kümmelart, der »Römischer Kümmel« oder auch »Schwarzer Koriander« genannt wurde, zu den bevorzugt anzubauenden Pflanzen gehören soll. Später hat ihn auch Hildegard von Bingen (1098–1179) beschrieben.

Im Orient ist Schwarzkümmel ein traditionelles Gewürz, wird aber auch als Heilmittel verwendet. So lobte bereits vor 1000 Jahren der persische Arzt Avicenna (980–1037) die Wirkung des Schwarzkümmels.

Auch in der indischen Heilkunst, dem Ayurveda (»Wissen vom Leben«) wird Schwarzkümmel als besonderes Heilmittel geschätzt, das die drei Körperenergien wieder ins Gleichgewicht bringt.

Inhalts- und Wirkstoffe

Alpha-Pinen, Asparagin, ätherische Öle, Bitterstoffe, Beta-Amy-
rin, Campesterol, Cycloartenol, Dithymoquionon, fettes Öl, Gerb-
säuren, Harz, Isochinolinalaloide, Linolensäure, Myristinsäure,
Nigellidin, p-Cymen, Palmitolsäure, Saponine, Sterole, Thymo-
chinon, Triterpensaponine

Eigenschaften

Anregend, antibakteriell, antimykotisch, antiseptisch, blutdrucksenkend, blutzuckersenkend, entzündungshemmend, galletreibend, harntreibend, menstruationsfördernd, muttermilchsekreti-
onsfördernd, schweißtreibend, verdauungsfördernd, wurmtötend

Anwendung

Mehr als 100 Inhaltsstoffe wurden im Schwarzkümmelsamen gefunden. Das Öl enthält zum Beispiel wertvolle ungesättigte Fettsäuren, die der Körper selbst nicht bilden kann. Im Schwarzkümmelöl sind darüber hinaus auch gesättigte und mehrfach ungesättigte (»essentielle«) Fettsäuren enthalten, die zu den wichtigsten Bausteinen unserer Zellen gehören.

Schwarzkümmelöl *kann* Folgendes bewirken: Er verhindert die
frühzeitige Alterung unserer Zellen und unterstützt deren Wachstum, den gesamten Stoffwechsel und das Immunsystem. Zudem
wirkt es entzündungshemmend und wundheilend, lindert ebenso Symptome von Allergien, trägt zur Reinigung der Haut bei und
hilft bei Konzentrationsschwäche, Vergesslichkeit und Schlafstö-
rungen. Es hilft bei Erkältungen, da es schleimlösend und ent-
krampfend wirkt, und lindert rheumatische Beschwerden. Aber
auch bei Blähungen, Völlegefühl, Magen- und Darmkrämpfen sowie Durchfall und Gallekoliken hilft es, unterstützt die Darmrei-
nigung, wirkt entwurmend und pilztötend.

ACHTUNG: Bei Überdosierungen kann es zu Reizungen der
Magen- und Darmschleimhaut kommen, und auch Schwangere
sollten keine Schwarzkümmel-Präparate zu sich nehmen!

Auch in der Kosmetik und für die Körperpflege gibt es Schwarz-
kümmelprodukte.

Zubereitung (Rezepte)
Schwarzkümmel-Tee:
Einen Teelöffel im Mörser zerdrückte Schwarzkümmelsamen mit 150 ml kochendem Wasser übergießen und 10 Minuten zugedeckt ziehen lassen. Ein bis zwei Tassen täglich trinken.

Schwarzkümmel zum Inhalieren:
Zwei Teelöffel Schwarzkümmelsamen und 20 Tropfen Schwarzkümmelöl mit einem Liter heißem Wasser übergießen und fünf Minuten ziehen lassen. Anschließend 15 Minuten lang inhalieren.

Schwarzkümmel-Creme:
50 ml Schwarzkümmel- und 50 ml Jojoba-Öl mit 10 Gramm Bienenwachs unter ständigem Rühren im Wasserbad erhitzen, bis sich das Wachs auflöst. Anschließend die Masse (im Kühlschrank) abkühlen lassen und in ein passendes Gefäß abfüllen.

Schwarzkümmel-Peeling:
Schwarzkümmelsamen in einem Mörser zerstoßen, bis sie relativ fein sind. Anschließend mit wenigen Tropfen Schwarzkümmelöl vermischen, bis ein zähflüssiger Brei entstanden ist. Die Masse mit kreisenden Bewegungen auf das Gesicht auftragen und leicht massieren. Mit klarem lauwarmem Wasser abspülen.

Fertigprodukte:
Schwarzkümmel
Schwarzkümmel-Öl
Schwarzkümmelöl-Kapseln
Schwarzkümmelöl-Salbe/Creme
Schwarzkümmel-Tee

Senf, Schwarzer

Brassica nigra

Historie

Senf wurde schon vor 3000 Jahren in China als Gewürz benutzt. Über Kleinasien kam er dann nach Griechenland und wurde dort im 4. Jahrhundert v. Chr. als Heilmittel verwendet.

Der römische Schriftsteller Calumella Lucius Iunius Moderatus Columella († um 70 n. Chr.) verfasste das erste überlieferte Rezept zur Senfzubereitung.

Von arabischen Pflanzungen in Spanien verbreitete sich das Gewürz im 8. Jahrhundert dann in ganz Europa und wurde an den europäischen Tafeln hochgeschätzt. Papst Johannes XII. (ca. 937–964) ernannte seinen Neffen sogar zum »Großen päpstlichen Senfbewahrer«, so wichtig war der Senf für die Kirchenoberen.

Adamo Lonicero, ein großer Arzt im 17. Jahrhundert, empfahl in seinem Kräuterbuch Senf auch als Heilmittel:
»Wer allmorgendlich zwei Senfkörner schluckt, ist sicher vor dem Schlag (anfall)« und *»Senfkörner machen ein gutes Gedächtnis und reinigen das Gehirn.«*[109]

Kräuterpfarrer Sebastian Kneipp (1821–1897) erkannte ebenfalls die Heilwirkungen von Senf und empfahl ihn bei Blähungsbeschwerden, Völlegefühl, Appetitlosigkeit und trägem Stuhlgang, aber auch bei chronischen Kopfschmerzen mit Magenschwäche.

Inhalts- und Wirkstoffe

Senföl, Senfölglykoside, ätherische Öle, Sinigrin, Vitamin C, Histidin, Schleim, Sinapin, Tryptophan, Zink

Eigenschaften
Anregend, antibakteriell, fungizid, harntreibend, hautreizend, krampflösend, schleimlösend, schmerzstillend, schweißtreibend, verdauungsfördernd

Anwendung
ACHTUNG: Mit diesem Heilmittel muss vorsichtig umgegangen werden! Senfauflagen nie auf direkt auf die nackte Haut geben, sondern ein ganz dünnes, möglichst feuchtes Tuch dazwischen legen.

Senfpflaster wirken bei Katarrhen im Hals- und Brustbereich, starker Bronchitis, Rippenfellentzündung, fieberhaften Infekten mit Kreislaufschwäche und lokalen Schmerzen wie akuter Gelenkentzündung, Rheumatismus, Ischias und Nervenentzündungen.

Senfbäder wirken bei einer beginnenden Erkältung, Grippe, helfen bei Kreislaufschwäche, Schwindelanfällen und Beklemmungsattacken, aber auch bei Husten, Bronchitis und Lungenleiden.

Zubereitung (Rezepte)
Frischer Senf:
50 Gramm gelbe Senfkörner (je mehr gelbe Körner durch schwarze ersetzt werden, umso schärfer wird der fertige Senf) so fein wie möglich mahlen. Die Körner lassen sich besser mahlen, wenn man sie kurz vorher in das Gefrierfach legt. Wenn man zusätzliche Beigaben wünscht (z. B. Zwiebeln, Knoblauch, Pepperoni, Kapern, Kräuter usw.), werden diese ebenfalls zerkleinert. Die Gewürze mit dem Senfmehl vermischen und mit 30 Gramm 5%igem Weinessig und 40 Gramm Wasser kräftig verrühren (Rührgerät mindestens fünf Minuten). Anschließend abschmecken (Salz, Curry, Paprika, Zucker, Honig usw. je nach Geschmack) und einen Tag stehen lassen, um das volle Aroma zu erhalten.

Senf-Pflaster:
Frisch gemahlener Senf mit Wasser zu einem dicken Brei verrühren und messerrückendick auf ein Tuch streichen. Nicht direkt auf die Haut legen, sondern ein dünnes feuchtes Tuch auf die Haut und darauf das Senfpflaster legen.

Senf-Fußbad:
100 Gramm Senfkörner grob im Mörser zerstoßen und in $^1/_2$ Liter kaltem Wasser für 15 Minuten ansetzen. Anschließend ins vorbereitete Fußbad geben. Badezeit 10 bis 15 Minuten.

Senf-Vollbad:
400 Gramm Senfkörner grob im Mörser zerstoßen und in einem Liter kaltem Wasser für 15 Minuten ansetzen. Anschließend ins vorbereitete Vollbad geben. Optimale Temperatur ca. 38°C, empfohlene Badezeit 10 bis 15 Minuten.

Senfkeimlinge: Eine doppelte Lage Küchentücher in eine flache Schale legen und befeuchten. Darauf streut man die Senfkörner. Die Aufzucht ist sehr ähnlich wie bei der Kresse.

Fertigprodukte:
Senfkörner
Senfmehl
Senf

Sonnenhut
Echinacea angustifolia

Historie
Der Sonnenhut ist eine nordamerikanische Wildpflanze, die schon von vielen Prärieindianern medizinisch genutzt wurde. So etwa vom Stamm der Dakota, die das Wurzelpulver der Pflanze in Wunden streuten, aber auch gegen Insektenstiche und Schlangenbisse verwendeten. Aus den frischen Blättern des Sonnenhuts wurden darüber hinaus auch Wundpflaster hergestellt.

Die Indianer schätzten zudem die kräftigenden Eigenschaften der Pflanze, die sie vor allem bei ihren ausgedehnten Jagd- und

Streifzügen gebrauchen konnten, und kauten darum die saftige Wurzel.[110]

Der Sonnenhut gelangte zunächst als Zierpflanze nach Europa, aber nachdem US-Pharmakologen feststellten, dass die Inhaltsstoffe die körpereigenen Abwehrkräfte und das Immunsystem tatsächlich stärken, wird er nun auch pharmazeutisch angebaut. Viele klinische und phytochemische Untersuchungen[111] bestätigen das Wissen der Indianer und machen Echinacea zu einem sehr guten, nebenwirkungsfreien Mittel zur Stärkung des Immunsystems.

Inhalts- und Wirkstoffe
Echinacein, Echinacosid, Harz, ätherisches Öl, Fettsäuren, Bitterstoffe, Inulin, Betain, Phenolsäure, Sucrose, Phytosterine, Kompositionsstärke, Vitamin C

Eigenschaften
Immunstärkend, wundheilend, stimulierend, verdauungsfördernd, entzündungshemmend

Anwendung
Das Echinacosid im Sonnenhut wirkt wundheilend, stimulierend und resistenzsteigernd auf das Lymphgefäßsystem. Die Wurzelextrakte sind aber auch eine hervorragende Vorbeugung gegen Erkältungskrankheiten und steigern die Abwehrkräfte. Der Tee aus der Wurzel hat verdauungsfördernde Eigenschaften, die Salbe kann bei Rheumatismus und chronischer Nasennebenhöhlenentzündung helfen.

Fertigprodukte:
Sonnenhut-Salbe
Sonnenhut-Tropfen
Sonnenhut-Kapseln
Sonnenhut-Tabletten
Sonnenhut-Saft
Sonnenhut-Tee

Spitzwegerich
Plantago lanceolata

Historie

Das Wort Wegerich stammt aus dem Althochdeutschen wega (»Weg«) und rih (»König«).

Der Spitzwegerich ist weltweit verbreitet, da er vermutlich schon in der Steinzeit gemeinsam mit anderen Getreidearten von Asien nach Mitteleuropa gelangte. Erste Überlieferungen für die Anwendung dieser Pflanze als Heilmittel stammen von den Assyrern. Der berühmteste Pharmakologe des Altertums, Pedanios Dioscurides, schrieb bereits vor über 2000 Jahren über die Pflanze:

»Der Same mit Wein getrunken hält Bauchfluss und Blutspeien auf. Die gekochte Wurzel als Mundspülwasser und gekaut lindert Zahnschmerzen. Gegen Blasen- und Milzgeschwüre werden Wurzel und Blätter mit Süßwein gegeben. Man sagt, das drei Wurzeln mit drei Bechern Wein und ebenso viel Wasser gegen das dreitägige, vier Wurzeln gegen das viertägige Fieber helfen.«[112]

Der römische Gelehrte Plinius der Ältere (23–79) pries den Saft des Wegerichs gegen Schlangenbisse und Skorpionstiche. Hildegard von Bingen (1098–1179) und der Philosoph und Naturwissenschaftler Albertus Magnus (1193–1280) empfahlen das Kraut zur Linderung und Heilung verschiedenster Krankheiten. Für Hildegard von Bingen war der Spitzwegerich, als Einlauf verabreicht, aber auch ein Gegenmittel bei Liebeszauber.

In einem der größten Kräuterwerke des Mittelalters beschreibt der Arzt und Apotheker Jacob Theodor (1520–1590) neben vielen anderen Pflanzen auch die Heilwirkung des Spitzwegerich:

»Ein nutzlich Sälblein soll also bereitet werden: nimm frisches Wegrichkraut zwo guter Handvoll/Schweineschmalz/so frisch und wol/ein Pfund: Stoss zusammen mit allem Fleiss im Mörser zu einem Muss/lass hernach acht Tag in einem kalten Keller erbeitzen: Dann

thu es in küpfferin Pfännlein/lass gemach sieden/seye es durch ein Tuch/und trucks wol aus: Hernacher thue des Safftes ein halb Pfund dazu/lass wiederum allgemach sieden/biss sich die Feuchte verzehre. Diss ist ein köstlich Sälblein für alle hitzige Geschwulst und Geschwär/zu allem Brand vom Feuer oder unnatürlicher Hitz/ die Entzündung und Geschwulst der Wunden und alten Schäden zu fühlen.«[113]

In der Klostermedizin nahm Spitzwegerich einen wichtigen Platz ein, und der Schweizer Kräuterpfarrer und Naturarzt Johann Künzle (1857–1945) hielt den Spitzwegerich sogar für eines der wichtigsten Naturheilmittel, die es gibt.

Inhalts- und Wirkstoffe
Schleimstoffe, Saponine, Glykoside, Gerbstoffe, Kieselsäure, Vitamin C, ätherisches Öl, Lab-Enzym

Eigenschaften
Antibakteriell, adstringierend, blutreinigend, blutstillend, entzündungshemmend, harntreibend, schleimlösend, wundheilend, blutreinigend

Anwendung
Spitzwegerich wirkt blutstillend, wundheilend und antibakteriell. Er lindert Reizhusten, Hautentzündungen und Entzündungen im Mund- und Rachenraum. Der frische Presssaft ist zur »Blutreinigung« und bei Magen- und Darmstörungen geschätzt, und frische, zerdrückte Blätter dienen als Auflage bei Insektenstichen.

Zubereitung (Rezepte)
Spitzwegerich-Tee:
Einen gehäuften Teelöffel Spitzwegerich-Blätter mit 250 ml kochendem Wasser übergießen und zwei Minuten ziehen lassen. Durch ein Teesieb abgießen. Zwei bis drei Tassen pro Tag trinken. Der Tee kann auch zum Gurgeln und Mundspülen verwendet werden.

Spitzwegerich-Presssaft:

Frische Spitzwegerichblätter gut waschen, im Mixer zerkleinern und durch ein dünnes Baumwolltuch den Saft auspressen. In eine blickdichte Flasche abfüllen und kühl aufbewahren. Der Saft sollte schnellstmöglichst aufgebraucht werden. Am besten zu jedem Gebrauch frisch pressen.

Spitzwegerich-Tinktur:

Frische Spitzwegerich-Blätter in ein gut verschließbares Glas füllen und mit hochprozentigem Alkohol (Weingeist oder klarer Schnaps) übergießen. Das Glas gut verschließen und sechs Wochen an einem warmen Platz stehen lassen. Anschließend abfiltern und in eine dunkle Flasche abfüllen.

Frische Spitzwegerich-Blätter bei Wunden:

Der Spitzwegerich kann wie der Breitwegerich direkt als Pflanze angewendet werden. Z. B. wenn beim Wandern oder Laufen die Füße schmerzen und Blasen drohen. Man pflückt die Blätter und walzt sie mit einem Stein platt. Dann kann man die Pflanzenblätter direkt als Einlage in den Schuh legen. Der Saft des Spitzwegerichs wirkt kühlend und wundheilend. Auch gegen Schnitt- und Kratzwunden können die zerdrückten Blätter schon unterwegs direkt auf die Wunden aufgelegt werden und dadurch die Heilung beschleunigen.

Spitzwegerich-Hustenhonig:

Spitzwegerich-Blätter kalt abwaschen und klein schneiden. In ein gut verschließbares Glas in Ein-Zentimeter-Schichten abwechselnd mit flüssigem Akazienblütenhonig geben. Das randvolle Glas schließen und drei Wochen ans Fenster stellen. Täglich das Glas umdrehen. Anschließend den Honig durch ein Sieb abseihen und in kleinere dunkle Fläschchen abfüllen und kühl aufbewahren. Bei Husten drei bis fünf Teelöffel über den Tag verteilt einnehmen oder den Hustentee damit süßen. Auch sehr lecker auf's Brötchen, ins Dessert oder als Milchshake.

Spitzwegerich-Hustensaft:
Ein Kilogramm frische Spitzwegerichblätter kalt abwaschen und durch den Fleischwolf (Mixer geht auch) lassen. Mit einem Liter Wasser, 0,5 Kilogramm Honig und einem Kilogramm Zucker in einen Topf geben und vorsichtig aufkochen. Dann bei schwacher Hitze kochen, bis die Masse dickflüssig ist. Anschließend den Saft in vorgewärmte Gläser füllen und abkühlen lassen. Gut verschließen und kühl aufbewahren.

Fertigprodukte:
Spitzwegerich-Saft
Spitzwegerich-Sirup
Spitzwegerichkraut-Tee

Stechwinde
Smilax aspera

Historie
Smilax stammt vom griechischen smile (»Schaber«) und aspera bedeutet »rau«, da die Blätter und Stängel der Stechwinde mit Stacheln bedeckt sind.

Die Sarsaparillwurzel war ein über Jahrhunderte genutztes Mittel gegen Syphilis, die von verschiedenen mittel- und südamerikanischen Smilax-Arten stammte und von Indianern verwendet wurde. Sie kam durch Seefahrer nach Europa.

Der Militär- und Gerichtsarzt, Hofrat Johann Friedrich Zittmann (1671–1757), der von Kurfürst Friedrich August I. auch zu seinem Leibmedikus berufen wurde, erwarb sich besondere Verdienste in der Syphilisforschung. Insbesondere durch das nach ihm benannte, aber bereits lange Zeit vor ihm angewendete »Decoctum Zittmanni«, eine Abkochung aus der Wurzel der Stechwinde zur Heilung der Syphilis, wurde er berühmt.

Inhalts- und Wirkstoffe
Saponine

Eigenschaften
Blutreinigend, harntreibend

Anwendung
Die Stechwinde gilt als eine der besten blutreinigenden Pflanzen und ist bei allen Hautkrankheiten empfohlen: Akne, Ekzem, Eiter- oder Schuppenflechte, Herpes, Flechten (meist Pilzinfektionen), aber auch bei Syphilis. Die Pflanze ist zudem nützlich bei Urämie (Harnvergiftung), Rheuma und Gicht.
ACHTUNG: Nicht überdosieren!

Zubereitung (Rezepte)
Stechwinde-Tee:
Einen Teelöffel geschnittene Stechwindenwurzel mit einer Tasse Wasser fünf Minuten lang kochen. Morgens und abends eine Tasse trinken. Der Sud kann auch für Umschläge verwendet werden.

Steinklee
Meliotus officinalis

Historie
Bereits ab dem 16. Jahrhundert wurde der weiße Steinklee als Heilpflanze verwendet, und viele Rezepte verschiedener Kleearten füllen seither die Kräuterbücher. Der Steinklee ist zudem eine der besten Honigpflanzen, wovon sich auch sein Name ableitet: Das griechische meli bedeutet »Honig« und lotus »Klee«.

Die Kleeblätter selbst haben Einzug in Sagen, Aberglauben und Legenden genommen. Vor allem das vierblättrige Kleeblatt

soll dem Finder Glück bringen. Der Aberglaube über die Kleeblätter ist weit verbreitet: So sagt man, sieben Weizenkörner auf
ein vierblättriges Kleeblatt gelegt ermöglichen einem, Feen und
Elfen zu sehen. Kleeblätter in den linken Schuh gelegt hingegen
würden negative Energie fernhalten. Zweiblättriger Klee soll auf
das nahende Treffen mit einem neuen Liebhaber hinweisen,
dreiblättriger als Schutzamulett getragen werden, und vierblätt-
riger Klee, am Körper getragen, soll gegen Wahnsinn schützen,
die psychischen Kräfte stärken und dem Träger ermöglichen, die
Gegenwart von Geistern und Wesenheiten wahrzunehmen.

Solche Mythen und Sagen sind schon sehr alt. Bereits im 16.
Jahrhundert gab es Vorschriften, nach denen das glückbringende
oder zu zauberischen Zwecken dienende vierblättrige Kleeblatt
gepflückt werden musste.

Inhalts- und Wirkstoffe
Glykoside, Melilotin, Cumarin, Flavonoide, Melilotsäure, Ben-
zoensäure, Schleim, Cholin

Eigenschaften
Blutflussfördernd, krampflösend, entspannend, harntreibend,
keimtötend

Anwendung
Der Steinklee wirkt vor allem krampflösend und entspannend. Er
beruhigt aber auch neuralgische Schmerzen, fördert die Verdauung und wirkt reizlindernd bei Colitis ulzerosa (chronische Dick-
darmentzündung). Als Diuretikum empfiehlt man ihn bei Blasenentzündungen, weil er keimtötend und krampflösend auf die Harnwege wirkt. Als Augentropfen ist er nützlich bei Bindehaut- und
anderen Augenentzündungen.
ACHTUNG: Steinklee nicht während der Schwangerschaft und
Stillzeit anwenden. Zudem kann er Kopfschmerzen auslösen!

Zubereitung (Rezepte)

Steinklee-Tee:

Ein bis zwei Teelöffel getrocknetes feingeschnittenes Kraut mit 250 ml kochendem Wasser übergießen und 5 bis 10 Minuten ziehen lassen. Anschließend abseihen. Maximal zwei bis drei Tassen täglich trinken. Kann auch für Waschungen, Umschläge und Auflagen verwendet werden.

Steinklee-Tinktur

Eine Handvoll Steinklee zerkleinern und in einem gut verschließbaren Glas mit hochprozentigem klaren Schnaps übergießen, bis das Kraut komplett bedeckt ist. Anschließend das Glas verschließen und 10 Tage stehen lassen. In einen Kaffee- oder Teefilter abgießen und in eine dunkle Flasche abfüllen.

Steinklee-Salbe:

100 ml Steinklee-Tinktur (Rezept s. o.) mit $1/4$ Liter Mandelöl, 60 Gramm Bienenwachs und 60 Gramm Lanolin in ein Glas geben und im Wasserbad erhitzen. Wenn die festen Bestandteile geschmolzen sind, die Tinktur erwärmen und unter ständigem Rühren nach und nach in die Fettmasse geben. Die Mischung erhitzen, bis das enthaltene Wasser verdampft ist. Anschließend von der Kochstelle nehmen und abkühlen lassen. In geeignete Gefäße abfüllen und dunkel und kühl aufbewahren. Die Salbe ist gekühlt bis zu sechs Monaten haltbar.

Fertigprodukte:

Steinklee-Kapseln
Steinklee-Tropfen

Tausendgüldenkraut
Erythraea centaurium

Historie

Das weithin unbekannte und meist im Verborgenen wachsende Tausendgüldenkraut gehört zur Familie der Enziangewächse und gedeiht vor allem auf feuchten Wiesen und in lichten Wäldern. Es kommt, mit Ausnahme der nördlichen Gebiete, bis in Höhen von 1400 Meter in ganz Europa vor, aber auch in Nordafrika, im Kaukasus und im Iran.

Einer alten griechischen Sage nach soll der heilkundige Kentaur Chiron die Pflanze einst entdeckt und damit eine Beinwunde behandelt haben. Eine jüngere Legende besagt, dass eine Frau nur einige Zweige in ihren Büstenhalter stecken muss, um auf Männer attraktiv zu wirken.

Im deutschen Sprachraum wird die Pflanze auch *Hundertkraut, Bitterkraut, Fieberkraut* oder *Gottesgnadenkraut* genannt.

In der Volks- und Naturheilkunde fand es wegen des enthaltenen Erythrocentaurins als appetitanregendes Magenmittel Verwendung, wurde aber auch gegen zu hohes Fieber eingesetzt. 2004 wurde es zur Heilpflanze des Jahres gekürt.

Inhalts- und Wirkstoffe

Bitterstoffglykoside, Erytaurin, Erythrocentaurin, Erythramin, Gentianin, Harz, ätherisches Öl, Zucker, Magnesiumlactat, Fettsäuren

Eigenschaften

Anregend, beruhigend, blutreinigend, entzündungshemmend, stärkend, tonisierend, immunstärkend, verdauungsfördernd

Anwendung

Tausendgüldenkraut nimmt man heute, um die Leberfunktion und die Verdauung anzuregen, aber auch als Wurmmittel und als leichtes Abführmittel. Auch gegen Müdigkeit, Ekzeme und Gicht soll es nützlich sein.

Zubereitung (Rezepte)

Tausendgüldenkraut-Tee:

Einen halben bis einen Teelöffel Tausendgüldenkraut in einer Tasse kaltem Wasser sechs bis acht Stunden ziehen lassen. Anschließend abseihen und vorsichtig auf Trinktemperatur erwärmen. Täglich vor den Mahlzeiten zwei Tassen in kleinen Schlucken trinken. Der Tee kann auch für Waschungen, Kompressen, Umschläge oder Bäder verwendet werden.

Tausendgüldenkraut-Tinktur:

Frisches oder getrocknetes Tausendgüldenkraut zerkleinern und in ein gut verschließbares Glas füllen. Das Kraut mit klarem Schnaps übergießen, bis die Pflanzenteile bedeckt sind. Das Glas gut verschließen und sechs Wochen an einem warmen Platz stehen lassen. Anschließend in einen Tee- oder Kaffeefilter abgießen und in eine dunkle Flasche füllen. Kühl gelagert hält die Tinktur mindestens ein Jahr.

Fertigprodukte:

Tausendgüldenkraut-Kapseln/Tabletten
Tausendgüldenkraut-Tee
Tausendgüldenkraut-Tinktur

Teebaum(öl)
Melaleuca alternifolia

Historie

Die Heimat des Teebaums ist Australien. Bei den Ureinwohnern, den Aborigines, galt das Teebaumöl schon seit Jahrtausenden als ein beliebtes Heilmittel: So zerdrückten oder zerstampften sie die Blätter oder legten sie auf heiße Steine, damit sie die dadurch freiwerdenden Öldämpfe inhalieren konnten. Sie stellten aber auch Wundverbände aus einem Brei von zermalmten Blättern und Zweigen her und nutzten es für die Behandlung allerlei anderer Krankheiten und Beschwerden.

Nach Europa kam der Teebaum durch den berühmten Seefahrer und Entdecker James Cook (1728–1779). Der Botaniker Dr. Joseph Banks (1744–1820), der mit Cook um das Jahr 1770 nach Australien kam, beschrieb den Baum zum ersten Mal, nachdem er beobachtete, wie die Aborigines einen Sud aus Blättern des Teebaumes zur Heilung verschiedenster Haut- und Wundprobleme verwendeten. Banks war es auch, der die ersten Teebaumblätter nach England brachte.

Cooks Mannschaft soll aus einer Unterart des Baumes Tee gemacht haben, weswegen sie das Gewächs »Tea-Tree« nannten. Belegt ist ebenso, dass im 18. Jahrhundert im australasiatischen Raum allgemein Tee aus den Blättern zubereitet wurde. Sogenannte »Cutter« ernteten die Zweige mühsam und schweißtreibend mit Macheten direkt aus dem Busch.

Erst dadurch, dass das ätherische Öl im Jahre 1925 aus den Blättern destilliert wurde, konnte seine antiseptische, bakterizide und fungizide Wirkung wissenschaftlich nachgewiesen werden. Die Destillation ermöglichte eine effektivere Gewinnung. Der australische Chemiker Arthur Penfold (1890–1980) belegte in einer drei Jahre dauernden Reihenuntersuchung an Probanten, dass das Teebaumöl eine 10 -bis 13fach stärkere antiseptische Wirkung aufwies als die damals gebräuchliche Karbolsäure (Phenol). Im Jahre 1930 wurden weitere medizinische Fachartikel publiziert, die Teebaumöl als starkes natürliches Antibiotikum priesen und es somit im Ruf stand, *das* Wundermittel gegen praktisch alle Infektionen mit Bakterien, Viren und Pilzen zu sein.

Als die ersten Antibiotika auf den Markt kamen, geriet das Teebaumöl aber in Vergessenheit, denn seine Ernte war beschwerlicher als die Herstellung von synthetischen Antibiotika.

Erst in den 1980er Jahren wurden große Teebaum-Plantagen angelegt, die eine wesentlich günstigere Gewinnung von Teebaumöl garantierten. Heute werden pro Jahr etwa 500 bis 600 Tonnen des kostbaren Öls gewonnen.

Inhalts- und Wirkstoffe
Terpine, Pinene, Cymene, Terpinen-4-ol, Cineol, Virdifloren, Allylhexanoat

Eigenschaften
Antibakteriell, antiseptisch, virostatisch, antiviral, fungizid, antimykotisch, parasitizid, desinfizierend, entzündungshemmend, wundheilend, immunstimulierend, schmerzlindernd, juckreizlindernd, schleimlösend

Anwendung
Die Anwendungsgebiete des Teebaumöls sind vielfältig: Akne, entzündete Hautstellen, Herpes, Fieberbläschen, Fuß- und Nagelpilze; als Alternative zur Therapie von Scheidenentzündungen, bakteriellen und viralen Infektionskrankheiten der Atemwege und als Spül- und Gurgellösung bei Husten und Bronchitis.

Zubereitung (Rezepte)
Reines Teebaumöl:
Reines Teebaumöl kann unverdünnt auf Wunden, Abszesse, Akne, Geschwüre, Brandwunden, Hühneraugen, Herpes, Hautflechten, Insektenstiche usw. aufgetragen werden.

Teebaumöl-Mundspülung:
3 bis 5 Tropfen Teebaumöl in ein Glas lauwarmes Wasser geben.

Teebaumöl-Massageöl:
50 Tropfen Teebaumöl in ein gutes Hautöl (z. B. Mandelöl) geben und gut schütteln.
Das Öl kann auch zum Einreiben bei Juckreiz, entzündeter Haut, Muskelschmerzen und Sonnenbrand verwendet werden.

Teebaumöl-Badezusatz:
10 Tropfen Teebaumöl in ein Vollbad geben.

Teebaumöl-Kompresse:
Ein Stück sauberer Stoff oder Watte in heißes Wasser tauchen und 5 Tropfen Teebaumöl darauf geben.

Teebaumöl-Dampfbad:
In eine Schüssel mit heißem Wasser 5 Tropfen Teebaumöl zugeben. Den Kopf darüberhalten und mit einem Handtuch abdecken.

Teebaumöl-Creme/Salbe:
Einige Tropfen Teebaumöl in eine Basiscreme (z. B. Gesichtscreme) einrühren. Die Wirkung entspricht der sonstigen Wirkung des Teebaumöls, lässt sich aber leichter auf der Haut verteilen, z. B. bei Akne.

Fertigprodukte:
Teebaumöl
Teebaumöl-Cremes, -Lotions und -Salben
Teebaumöl-Zahncreme
Teebaumöl-Mundwasser

Teebaumöl-Shampoo
Teebaumöl-Haarspülung
Teebaumöl-Flüssigseifen
Teebaumöl-Seifenstücke
Teebaumöl-Scheidenzäpfchen
Teebaumöl-Lutschpastillen
Teebaumöl-Massageöl
Teebaumöl-Deodorant
u. v. m.

Thymian

Thymus vulgaris

Historie

Der Thymian stammt ursprünglich aus dem Mittelmeergebiet, ist aber heute in unseren Breiten eine als Gartenthymian oft angebaute Heil- und Gewürzpflanze.

In einer griechischen Sage heißt es, Thymian sei an der Stelle gewachsen, wo die Tränen der schönen Helena, der Tochter von Zeus, zu Boden fielen.

Der Name Thymian soll vom altägyptischen Wort »Tham« stammen, das eine stark duftende Pflanze bezeichnete, die zur Waschung und Einbalsamierung von Leichen verwendet wurde. Dies ist aber nicht verifiziert. In Griechenland jedenfalls wurde aus »Tham« das Wort »Tymon« und später in Rom dann der Name »Thymus«.

Die Benediktinermönche brachten den Thymian schließlich im 11. Jahrhundert nach Mitteleuropa und bauten ihn dort in ihren Klostergärten an. Auch Hildegard von Bingen und Albertus Magnus schätzten den Thymian und empfahlen ihn als eine wertvolle Heilpflanze.

Auch heute noch ist er in vielen Bauerngärten zuhause.

Inhalts- und Wirkstoffe
Thymol, Carvacrol, Monoterpenole wie p-Cymen, y-Terpine, Linalool, Geraniol und Thujanol, Rosmarinsäure, Flavonoide

Eigenschaften
Anregend, antibakteriell, beruhigend, blutstillend, desinfizierend, entzündungshemmend, krampflösend, pilztötend, schleimlösend, schmerzstillend, schweißtreibend, tonisierend

Anwendung
Thymian wirkt keimtötend und hilft bei Bronchitis, Husten, Halsentzündung, fieberhaften Infekten und Grippe. Er regt zudem das Verdauungssystem an und verhindert Mundgeruch. Als Diuretikum kann er bei Arthritis, Rheuma und Gicht Erleichterung verschaffen. Kindern kann man ihn als Wurmmittel verabreichen, in Öl eingelegt kann man ihn zur Reinigung und Desinfektion von Wunden verwenden, aber auch für schmerzlindernde Massagen. Spülungen mit Thymiantee kräftigen zudem das Zahnfleisch. Als Lotion in Essig eingelegt hilft er gegen Akne.

ACHTUNG: Nicht über längere Zeiträume verwenden und nicht überdosieren!

Zubereitung (Rezepte)
Thymian-Tee:
Einen Teelöffel getrocknetes und zerkleinertes Thymiankraut mit 250 ml heißem Wasser übergießen. 15 Minuten zugedeckt ziehen lassen. Drei bis fünf Tassen täglich trinken. Der Tee kann auch für Umschläge, Kompressen und Waschungen verwendet werden.

Thymian-Bad:
100 Gramm Thymiankraut mit einem Liter heißem Wasser übergießen und 15 bis 20 Minuten zugedeckt ziehen lassen. Abgießen und dem Badewasser zugeben.

Thymian-Dampfbad:

Eine kleine Handvoll Thymiankraut in eine Schüssel geben und mit einem Liter heißem Wasser übergießen. Den Kopf über die Schüssel halten und mit einem Handtuch abdecken.

Thymian-Tinktur:

Ein gut verschließbares Glas mit frischem oder getrocknetem Thymiankraut füllen. Mit klarem Schnaps übergießen bis das Kraut komplett bedeckt ist. Das Glas gut verschließen und sechs Wochen an einem warmen sonnigen Platz stehen lassen. Anschließend die Tinktur in einen Kaffee- oder Teefilter abgießen und in eine dunkle Flasche abfüllen. Kühl und trocken lagern. Ein bis zwei Teelöffel täglich einnehmen. Die Tinktur kann auch zum Einreiben mit einem Trägeröl (z. B. Mandelöl) vermischt werden.

Thymian-Ölauszug:

Eine gut verschließbare Flasche (am besten mit breitem Hals) mit getrocknetem Thymiankraut locker befüllen. Das Kraut mit Weizenkeimöl übergießen, bis es bedeckt ist. Als Richtwert kann man ca. 100 Gramm Kraut und ein Liter Pflanzenöl nennen. Die Flasche gut verschlossen für zwei Wochen an einen warmen Platz stellen und jeden zweiten Tag gut durchschütteln. Anschließend das Öl in einen Filter abgießen und die Pflanzenteile in einem Baumwolltuch gut auspressen, um möglichst viele Wirkstoffe des Thymian zu erhalten. Das Öl in eine dunkle Flasche abfüllen und kühl lagern.

Thymian-Salbe:

20 Gramm Bienenwachs in ein Glas geben und das Wachs im Wasserbad schmelzen lassen. 100 Gramm Thymian-Ölauszug (Rezept s. o. oder fertig kaufen) zugeben und gut verrühren, bis eine gleichmäßige Masse entstanden ist. Das Glas aus dem Wasserbad nehmen und noch kurz weiterrühren, bis die Masse handwarm ist. Anschließend in ein passendes Gefäß (Tiegel) füllen und wenn die Salbe komplett erkaltet ist, gut verschließen. Kühl gelagert hält die Salbe etwa ein Jahr.

Fertigprodukte:
Thymian-Öl
Thymian-Körperöl
Thymian-Pastillen
Thymian-Saft
Thymian-Tropfen
Thymian-Erkältungsbad
Thymian-Salbe
Thymian-Tee

Tolubalsam
Balsamum tolutanum

Historie
Der Tolubalsamstrauch ist im nördlichen Südamerika heimisch, insbesondere in Kolumbien, aber auch im brasilianischen Tiefland. Dort wird er seit Jahrtausenden medizinisch genutzt.

Die Indios verwendeten das Harz zur Wundbehandlung, balsamierten aber auch ihre Mumien damit ein. Ayala, ein Kräuterarzt der Inka, erwähnt den Tolubalsam erstmals als Heilmittel gegen Entzündungen und Fieber.

Auf ihren Raubzügen in Südamerika lernten die Spanier und Portugiesen den Tolubalsam kennen und benutzten ihn ebenso zur Behandlung von schwer heilbaren Wunden, Abschürfungen und Verletzungen wie die Eingeborenen. Der spanische Arzt Nicolas Monardes (1493–1588) zeigte sich ebenfalls begeistert von den Heilwirkungen des Strauches. Und der Jesuitenpater José Sanchez Labrador (1717–1779) schrieb im Jahre 1771:
»Die brasilianischen Portugiesen, genauso wie die Indianer, brauchen ihn gleichermaßen als eine Medizin bei Verwundungen und bei

den Bissen der Giftschlangen. Sind sie gebissen worden, folgen sie ihrem natürlichen Instinkt und laufen zu solchem Baume, schlagen auf die Rinde und lassen die heraustretende Medizin in die Bisswunde hineinlaufen.«[114]

So wurden im ausgehenden 16. Jahrhundert große Mengen des Tolubalsams nach Europa verschifft, wo man ihn zu Höchstpreisen weiterverkaufte.

Auch heute noch gilt der Balsam bei vielen Indianern als Mittel gegen Verwundungen und Erkrankungen der Haut, wird aber auch gegen Höhenkrankheit, Darmparasiten und Geschwüren eingesetzt.

Inhalts- und Wirkstoffe
Cinnamein, Harz, Benzoesäure, Zimtsäure, Vanillin, Eugenol, Monoterpene, Sesquiterpene, Triterpene, Zimtaldehyd, Benzylalkohol

Eigenschaften
Antiseptisch, keimhemmend, fungizid

Anwendung
Durch seine Inhaltsstoffe kann Tolubalsam bei Husten und Bronchitis wirken und wird auch als Räucherwerk verwendet.

Zubereitung (Rezepte)
Tolubalsam-Getränk:
Zwei Tropfen Tolubalsam-Öl mit einem Teelöffel Honig vermischen und in einem Glas lauwarmem Wasser (oder Tee) auflösen und zweimal täglich trinken.

Tolubalsam für Kompressen oder Waschungen:
Maximal 20 Tropfen Tolubalsam-Öl in einem Glas Wasser auflösen.

Tolubalsam zum Einreiben:
Einige Tropfen Tolubalsam-Öl in ein Trägeröl (z. B. Jojoba- oder Mandelöl) geben.

Fertigprodukte:
Tolubalsam-Öl
Tolubalsam-Harz

Wacholder
Juniperus communis

Historie
Bereits in der ägyptischen Medizin wurde Wacholder sehr vielseitig eingesetzt: bei der Behandlung von Entzündungen, Geschwüren, Schmerzzuständen, Beschwerden der Harnorgane oder bei Erkrankungen des gesamten Verdauungstraktes.

Wacholderbeeren waren auch ein beliebtes Gewürz. Man konnte mit ihnen aber auch böse Geister vertreiben, wenn man sie in ein Feuer warf, so glaubten die Ägypter. Zudem reinigten die Priester ihre Opfergefäße mit dem ätherischen Öl, das sie aus den Beeren gewannen.

Inhalts- und Wirkstoffe
Juniperin, Betulin, Kampfer, Zitronensäure, Flavone, Pentosan, Phosphor, Gallussäure, Gerbstoff, Gerbsäure, Harz, Linolensäure, Mangan, Menthol, Oxalsäure, Terpineol, Umbelliferon, Zink, ätherisches Öl

Eigenschaften
Antibakteriell, blutbildend, blutreinigend, harntreibend, schleimlösend, schmerzlindernd, schweißtreibend, tonisierend, appetitanregend, stoffwechselanregend, verdauungsregulierend

Anwendung
Wacholder als Tee fördert die Verdauung, die Harnausscheidung, wirkt gegen Sodbrennen und unterstützt die Rheuma- und Gicht-

Therapie. Auch Nierenbecken- und Blasenentzündungen, Durchfall, Blähungen und Sodbrennen können mit Wacholder behandelt werden.

ACHTUNG: Wacholderbeeren und -öl haben eine nierenreizende Wirkung, weswegen die Mittel nicht bei einer Schwangerschaft und nicht zu lange verwendet werden sollten. Fragen Sie Ihren Arzt!

Zubereitung (Rezepte)
Wacholder-Sirup:
100 Gramm Wacholderbeeren zerdrücken und mit 400 ml kochendem Wasser übergießen. Die Mischung über Nacht zugedeckt stehen lassen und am nächsten Morgen langsam erhitzen und kurz aufkochen lassen. Anschließend durch ein Sieb streichen und nochmals kurz aufkochen. Wenn gewünscht mit Honig oder Zucker etwas süßen. Kinder nehmen ein bis zwei Teelöffel, Erwachsene vier Teelöffel pro Tag.

Wacholder-Tee:
Einen Teelöffel Wacholderbeeren zerdrücken und mit 100 ml heißem Wasser übergießen und 20 Minuten ziehen lassen. Anschließend abgießen. Morgens und abends eine Tasse schluckweise trinken.

Wacholder-Ölauszug:
Ein gut schließendes Glas mit getrockneten, leicht zerdrückten Wacholderbeeren füllen und mit einem guten Pflanzenöl (z. B. Olivenöl) übergießen, bis die Beeren bedeckt sind. An einem sonnigen, warmen Platz drei Wochen stehen lassen und jeden zweiten Tag gut schütteln. Anschließend in einen Kaffee- oder Teefilter abgießen und in eine dunkle Flasche abfüllen. Kühl lagern.

Wacholder-Tinktur:
Ein gut schließendes Glas mit getrockneten, leicht zerdrückten Wacholderbeeren füllen und mit klarem Schnaps übergießen, bis die Beeren bedeckt sind. Das Glas gut verschließen und an einem warmen, sonnigen Platz acht Wochen stehen lassen. Anschließend die Tinktur in einen Kaffee- oder Teefilter abgießen und in

eine dunkle Flasche abfüllen. Ein- bis dreimal täglich einen Teelöffel einnehmen.

Wacholder-Fußcreme:
25 ml Wacholder-Ölauszug (Rezept s. o.), 12 Gramm Wollwachs
(ohne Wasser) und 5 Gramm Bienenwachs in ein Glas geben und
in ein Wasserbad stellen. In ein zweites Glas 25 ml Wacholder-
Tinktur (Rezept s. o.) geben und ebenfalls in das Wasserbad stellen. Wenn die festen Bestandteile des ersten Glases geschmolzen
sind wird die warme Tinktur unter ständigem Rühren dazugegeben. Die Masse so lange rühren, bis sie auf Handwärme abgekühlt
ist. Anschließend in ein passendes Gefäß abfüllen. Kühl lagern.

Fertigprodukte:
Wacholder-Öl
Wacholder-Tee
Wacholder-Bad

Walnuss(baum)
Juglans regia

Historie
Walnussbäume gehören zu den ältesten uns bekannten Bäumen.
Ihre Geschichte geht zurück bis ins Jahr 7000 vor Christus.

Juglans stammt von Jovis (»Jupiter«) und glans von »Eichel«,
bezeichnet also die »Jupiternuss«. Regia bedeutet »königlich«,
weil die Walnuss in der griechischen Mythologie eine Speise der
Götter war, was in dem Brauch, an Weihnachten goldene Nüsse
an den Baum zu hängen, weiterlebt.

Viele Kulturen schätzten den Walnussbaum, weil er Nahrung
in Form von Nüssen bot, Öl, Farbstoff und zudem medizinisch
wirksam eingesetzt werden konnte.

Ursprünglich in Persien beheimatet, gelangte er auf Handelswegen nach Zentralasien und China, später dann nach Griechenland und ins Römische Reich. Die Römer kultivierten ihre Gärten mit dem Baum. Nach Deutschland kam er schließlich über die damalige römische Provinz Gallien.

Später gelangte der Walnussbaum auch nach Amerika. Die kommerzielle Nutzung begann jedoch erst im Jahre 1868 in San Francisco, als der Gärtner Joseph Sexton einen Sack der exotischen Früchte kaufte und mit den aus diesen Walnüssen gezogenen Pflänzchen in der Nähe von Santa Barbara den ersten Walnussgarten anlegte. Immer mehr Farmer entdeckten daraufhin die Walnuss und pflanzten ebenfalls Bäume an. So entstanden die ersten örtlichen Kooperationen.

Aber nicht nur in Amerika begann man damit, Walnüsse kommerziell zu nutzen, sondern auch in Europa, vor allem in Frankreich, das schließlich doppelt so viele Walnüsse in die USA exportierte, wie in Kalifornien geerntet wurden.

Inhalts- und Wirkstoffe
Gerbstoffe, Gerbsäure, Tannine, Bitterstoffe, Flavonoide, Juglon, ätherische Öle

Eigenschaften
Adstringierend, anregend, blutreinigend, blutstillend, entzündungshemmend, harntreibend, schmerzstillend

Anwendung
Die Walnuss gibt Energie zurück und bekämpft die Müdigkeit, wirkt blutreinigend und ist nützlich bei Akne, Ekzemen, Hautentzündungen, Hautgeschwüren, Frostbeulen und Schrunden. Als Gurgelmittel bekämpft sie Halsentzündungen, als Sitzbad Hämorrhoiden und als Vaginalspülung die Gebärmutterschleimhautentzündung.

Zubereitung (Rezepte)
Walnuss-Tee:
Ein bis zwei Teelöffel Walnussblätter (zerkleinert) werden mit einer Tasse kochendem Wasser übergossen. 10 Minuten ziehen lassen. Abgießen und zwei- bis dreimal täglich eine Tasse schluckweise trinken. Der Tee kann auch für Umschläge, Waschungen, Spülungen, zum Gurgeln und für Kompressen verwendet werden.

Walnusskämben-Tinktur:
Die Nusskämben sind die holzigen Leisten zwischen den Nusshälften.

Ein gut verschließbares Glas mit Nusskämben füllen und mit klarem Schnaps übergießen, bis alle Pflanzenteile bedeckt sind. Das Glas gut verschließen und an einem warmen Platz sechs Wochen stehen lassen. Anschließend durch einen Kaffee- oder Teefilter abgießen und in eine dunkle Flasche abfüllen. Von der Tinktur nimmt man täglich bis zu dreimal 10 bis 15 Tropfen ein.

Die verdünnte Tinktur kann auch für Waschungen, Bäder, Spülungen, zum Gurgeln und für Umschläge verwendet werden.

Walnusskämben-Tee:
Die Nusskämben sind die holzigen Leisten zwischen den Nusshälften.

Vier bis fünf Nusskämben mit einer Tasse kochendem Wasser übergießen und 10 Minuten ziehen lassen. Anschließend abgießen. Täglich zwei bis drei Tassen trinken.

Fertigprodukte:
Walnüsse grün oder reif
Walnussblätter-Tee
Walnusskämben-Tee

Wegwarte
Cichorium intybus

Historie

Die Stiftung Naturschutz erklärte die Wegwarte zur Blume des Jahres 2009, weil sie gefährdet ist und ihr Lebensraum immer mehr eingeengt wird.

Bereits auf alten ägyptischen Papyrustexten aus dem 4. Jahrtausend vor Christus fand man Berichte über die Wegwarte. Aus dem ausgehenden Mittelalter sind viele Mythen bekannt, die der Wegwarte verschiedene Zauberkräfte zuschreiben, vor allem im Liebeszauber. Sie soll den Träger der Pflanze aber auch im Kampf unbesiegbar und allgemein unverwundbar machen. Ein anderer Aberglaube besagt, dass, wenn die Pflanze am Peterstag mit einem Hirschgeweih ausgegraben wird, sie jede Person betören kann, die man damit berührt.[115]

Einer schön-traurigen Legende nach sollen die Blüten der Wegwarte die blauen Augen eines verwandelten Burgfräuleins sein, das am Wege auf die Rückkehr ihres Geliebten vom Kreuzzug in das Heilige Land wartet. Doch der Ritter kommt nicht mehr zurück. Aber das Burgfräulein weigert sich beharrlich, die Hoffnung aufzugeben. Schließlich hat der Himmel ein Einsehen und verwandelt sie samt ihren Hofdamen in Blumen – Wegwarten.

Früher pflückte man verschiedene sogenannte »Gewitterblumen«, wenn ein Unwetter im Anzug war, dazu gehörte auch die Wegwarte: Der Blumenstrauß sollte dann vor dem Gewitter schützen.

In der Naturheilkunde finden die Blüten und die Wurzeln der Pflanze Verwendung. In vergangenen Zeiten wurde die Wegwarte auch als Kaffee-Ersatz genutzt.

Inhalts- und Wirkstoffe
Inulin, Bitterstoffe, Intybin, Zucker, Harz, Kalisalze, Cichoriin, Gerbsäure, ätherisches Öl, Mannan, Petein, Lacoulin

Eigenschaften
Adstringierend, anregend, blutreinigend, entzündungshemmend

Anwendung
Die Wegwarte ist entwässernd, regt die Verdauungssäfte an, reinigt das Blut und fördert den Gallenfluss. Aber auch bei Ekzemen, Akne und Flechten ist sie hilfreich und lindert zudem rheumatische Beschwerden, stärkt das Nervensystem, wirkt auf die Leber, ist ein Darmdesinfektionsmittel und darüber hinaus auch noch fiebersenkend.

Zubereitung (Rezepte)
Wegwarte-Tee:
Zwei Teelöffel zerkleinerte Wegwartewurzel in 500 ml Wasser fünf Minuten lang kochen. Anschließend abgießen. Zwei bis drei Tassen täglich nach den Mahlzeiten trinken.

Fertigprodukte:
Wegwarte-Tee
Wegwarte-Kaffee (Zichorienkaffee)
Wegwarte-Tinktur

Weihrauch(baum)

Boswellia sacra

Historie

Schon den alten Ägyptern war die antiseptische und konservierende Wirkung des Weihrauchharzes bekannt. Deshalb balsamierten sie auch ihre Toten damit ein. Sie nannten die Harzperlen des Weihrauchs »Schweiß der Götter«.

Weihrauch wurde aber nicht nur zur Mumifizierung verwendet, die ägyptischen Ärzte nutzten ihn auch bei äußeren Entzündungen, rheumatischen Beschwerden, Schmerzen, Zahn- und Augenerkrankungen.

Bereits in den Tempeln der frühen Israeliten wurde Weihrauch verbrannt: so etwa im zweiten Tempel von Jerusalem (ab etwa 540 v. Chr.). Vor dem Vorhang des Allerheiligsten befand sich der Rauchopferaltar, an dem zweimal am Tag ein Rauchopfer dargebracht wurde.

Viele andere antike Religionen verwendeten den Weihrauch ebenfalls, und auch orientalische und römische Herrscherkulte kannten ihn. So ließen etwa die römischen Kaiser sich als »Dominus et Deus« (»Herr und Gott«) verehren und verlangten Rauchopfer vor ihren Bildern.

Bei Christen hingegen war der Weihrauch zunächst verpönt, weil sie sich jeglicher Verehrung von Kaisern verweigerten. Auch die ersten Kirchenväter lehnten den Weihrauch ab. Erst mit der Übernahme einzelner Elemente des römischen Kultes fand er dann auch Einzug in den christlichen Gottesdienst.

So entstand beispielsweise der Brauch, beim Einzug eines Bischofs Leuchter- und Weihrauchfassträger voranzuschicken.

Inhalts- und Wirkstoffe
Harz, Gummi, ätherische Öle, Bitterstoffe, Schleim

Eigenschaften
Entzündungshemmend, gedächtnisstärkend, beruhigend, desin-fizierend, entspannend, euphorisierend

Anwendung
In der arabischen Heilkunde wird die desinfizierende, antisepti-sche und entzündungshemmende Wirkung des Weihrauchs sehr geschätzt und vielfach genutzt. In unserer Schulmedizin spielt Weihrauch hingegen keine Rolle, und auch die Volksmedizin hat ihn vergessen. Erst in letzter Zeit erregt er wieder etwas mehr Auf-merksamkeit. Bei Magenverstimmungen soll das Kauen von Weihrauchstückchen hilfreich sein. In einer neueren Studie[116] wurde zudem festgestellt, dass Weihrauch entzündliches Gelenk-rheuma lindern kann.

Derzeit werden standardisierte Präparate des indischen Weih-rauchs als alternative Heilmittel bei chronischen Erkrankungen untersucht. Allerdings ist die medizinische Wirkung von Weih-rauch noch nicht sehr umfangreich erforscht.

In der klassischen europäischen Naturheilkunde wurde der Weihrauch meistens zur Linderung von rheumatischen Erkran-kungen eingesetzt.

Das ätherische Weihrauchöl, das man als Inhalation, zu Massa-gen oder zu Bädern benutzt, entfaltet eine starke Wirkung auf die Lunge und kann Hustenanfälle lindern. Zudem ist es für die Ge-sichtspflege besonders bei alternder Haut von Nutzen. Das Öl wirkt auch gegen Akne, dient zur Narbenpflege und zur Behand-lung von Schwangerschaftsstreifen.

Weihrauchtabletten dienen zur Behandlung von akuten und chronischen Entzündungen aller Art. Als Salbe wird es bei Drü-senschwellungen, Entzündungen und Geschwüren aufgetragen. Weihrauchextrakt soll bei verschiedenen Krankheiten wie Entzündungen des Harntraktes, Hautleiden (Schuppenflechte) und Nesselsucht helfen.

Erste klinische Studienergebnisse lassen zudem eine Wirksamkeit von Weihrauchpräparaten bei Morbus Crohn vermuten.[117] Zu Therapieversuchen bei Colitis ulcerosa, Asthma bronchiale und rheumatoider Arthritis liegen bislang allerdings nur Einzelfallberichte und Pilotstudien vor. Daraus lassen sich noch keine ausreichend sicheren Wirksamkeitsnachweise ableiten. Die Langzeitwirkungen und -nebenwirkungen der Einnahme von Weihrauch sind ebenfalls noch nicht genau untersucht.

ACHTUNG: Weihrauch enthält (genauso wie Tabakrauch) den krebserregenden Stoff Benzo(a)pyren. In einer Studie[118] wurde die Feinstaubbelastung in einer bayrischen Kirche gemessen; sie entsprach der Belastung einer vielbefahrenen Straße oder einer verrauchten Kneipe.

Fertigprodukte:
Weihrauch-Harz
Weihrauch-Tee
Weihrauch-Kapseln

Zimt
Cinnamomum zeylancium

Historie
Zimt stammt ursprünglich aus Ceylon, dem heutigen Sri Lanka, und wird aus der Rinde des Zimtbaumes gewonnen. Es ist eines der ältesten Gewürze und wurde schon 3000 v. Chr. in China verwendet.

Der portugiesische Seefahrer Vasco da Gama (ca. 1469–1524), der auch den Seeweg nach Indien entdeckte, brachte den Zimt im Jahre 1502 von der Insel Ceylon nach Europa, wo er sich großer

Beliebtheit erfreute. Im 16. bis 18. Jahrhunderts war Zimt eines der besonders teuren und kostbaren Gewürze, das sich nicht jeder leisten konnte.

Zimt kann jedoch auch medizinisch angewendet werden. In der indischen Ayurveda-Medizin werden fast alle Teile des Zimtbaumes genutzt. Aus den Blättern wird etwa Öl gewonnen, das den Körper wärmt und zudem entzündungshemmend bei Erkältungen und Darminfektionen wirkt.

Inhalts- und Wirkstoffe

Zimtaldehyd, Methylhydroxy-Chalone-Polymer, Vitamin C, Borneol, Kalziumoxalate, Kampfer, Eugenol, Gerbstoff, Cumarine, Limone, Linalool, Salicylate, Schleim, Sesquiterpene, Zink

Eigenschaften

Antibakteriell, adstringierend, auswurffördernd, harntreibend, krampflösend, schleimlösend, schmerzstillend, tonisierend, wärmend, verdauungsregulierend, durchblutungsfördernd, blutzuckersenkend

Anwendung

Zimt wird bei Völlegefühl, Blähungen und krampfartigen Magen-Darm-Störungen empfohlen, hat aber auch blut- und schmerzstillende Eigenschaften.

Wissenschaftliche Untersuchungen ergaben zudem, dass Zimtöl in einer Verdünnung von 1:3000 sogar Typhuserreger unschädlich machen kann, dies jedoch vorerst nur unter Laborbedingungen.[119]

ACHTUNG: Zimtöl nicht unverdünnt auf der Haut verwenden, da es die Haut reizen kann. Allergische Personen können massive Kontaktdermatitiden bekommen!

Zubereitung (Rezepte)
Zimt-Tee:

Einen Teelöffel zerstoßene Zimtrinde mit einer Tasse kochendem Wasser übergießen und 10 Minuten ziehen lassen. Zwei bis drei Tassen täglich vor oder zu den Mahlzeiten trinken. Der Tee kann auch für Umschläge, Bäder und Kompressen verwendet werden.

Zimt-Butterschmalz zum Einreiben:

Zwei Zimtstangen mit einem Mörser zerkleinern und mit 40 Gramm Butterschmalz, 20 ml Pflanzenöl und 20 ml Wasser in ein Töpfchen geben. Die Masse erhitzen bis alles geschmolzen ist und leicht zu köcheln beginnt. Der sich oben bildende Schaum wird abgeschöpft. Das ganze so lange köcheln lassen, bis das ganze Wasser verdampft ist. Wenn kein Schaum mehr entsteht und die Masse wieder klarer wird, ist sie fertig. Die heiße Masse durch einen Kaffeefilter in ein hitzefestes Glas abfiltern und bevor sie fest wird, in ein geeignetes Gefäß umfüllen. Gekühlt ist das Schmalz etwa ein Jahr haltbar.

Fertigprodukte:

Zimt-Kapseln
Zimt-Tee
Zimt-Stangen
Zimt-Öl
Zimt-Tinktur
Zimtrinden-Tinktur

Zistrose (Cystus)

Cistus incanus

Historie

Die Zistrose wächst hauptsächlich auf der nordgriechischen Halbinsel Chalkidike.

Dr. Günter Harnisch schildert uns in seinem Buch »Cystus« sehr anschaulich die Sage, nach der die Pflanze den Heilauftrag der griechischen Götter erhielt:

»Auf dem Olymp hatten sich die Götter versammelt, um zu entscheiden, welche Pflanzen bestimmte Heilaufgaben übernehmen sollten. Sie einigten sich schon bald: Der Cistrose sollte die ehrenvolle Aufgabe zufallen, den in der Schlacht verwundeten Kämpfern zu helfen, dass ihre Wunden schnell und problemlos heilten. Doch die Göttinnen meldeten Änderungswünsche an. Ihnen genügte es nicht, dass die Cistrose allein für die Männer da sein sollte. Als Heilpflanze sollte sie auch etwas für die Frauen tun. So erhielt Cystus zusätzlich den Auftrag, die Frauen bei der Geburt ihrer Kinder zu schützen, ihnen in allen damit verbundenen Gefahren und Krankheiten beizustehen und ihnen ihre Schönheit zu erhalten.«[120]

Bereits in der Antike schätzte man die Cystuspflanze. Ladanum galt als Pest- und vor allem als Heilmittel zur Behandlung von Erkrankungen der Haut und der Haare. Mit Wein eingerieben machte es Wundnarben wieder schön, mit Rosenöl geträufelt heilte es Ohrenschmerzen, und als Räucherung diente es zum Ausscheiden der Nachgeburt. Gegen Durchfall wurde es mit altem Wein getrunken.

Von ihrer Blattoberfläche gewann man durch Ziegen eine wachsähnliche Substanz, das Ladanumharz. Beim Weiden sammelte es sich nämlich um die Barthaare der Tiere, wo es dann abgestreift wurde. Als die natürliche Harzproduktion über die Ziegen nicht mehr ausreichte, ernteten griechische Mönche das Harz selbst, indem sie mit einer Harke über die Cystus-Pflanze strichen, an der ein Lederläppchen angebracht war. Anschließend schabten sie das Harz dann mit dem Messer ab.

Auch in der griechischen Volksmedizin hat Cystus erfolgreich Einzug gefunden. Vor allem den Juckreiz bei Allergien und Hämorrhoiden und zur Therapie gegen bakterielle Infektionen ist es hilfreich.

Inhalts- und Wirkstoffe
Labdanum (Ladanum), Polyphenole, Harz, ätherische Öle, Borneol, Zineol, Eugenol, Ledol, Limonen, Phenol

Eigenschaften
Antibakteriell, antiviral, antioxidativ, fungizid, entzündungshemmend, schleimlösend, anregend, tonisierend, immunstärkend

Anwendung
Cystus wird als Tee, als Kosmetikum oder als Arzneimittel genutzt und bewährt sich vor allem bei entzündlichen Haut- und Schleimhauterkrankungen, eitriger Mandelentzündung, bakteriell verursachten Magen-Darm-Erkrankungen, bei Pilzinfektionen, entgiftet den Organismus, schützt das Herz gegen Infarkte und die Haut vor Alterungsprozessen. Wundauflagen und Waschungen mit Cystusextrakt wirken vorbeugend gegen bakterielle Infektionen.

In einer Studie fanden Forscher des LEFO-Instituts[121] in Ahrensburg heraus, dass die antioxidative Kraft von Cystus wesentlich höher liegt, als bei anderen Teesorten: Schon ein Schnapsglas (20 ml) mit Cystus-Tee oder -Sud hat demnach dieselbe antioxidative Wirkung wie eine gesamte Tagesdosis an Vitamin C. Aber Cystus kann noch mehr: Sie ist ein natürlicher Bakterienkiller und bekämpft Pilze und Viren im Körper.

Im Laborversuch wurde zudem von Forschern an der Universität Osnabrück[122] entdeckt, dass der Cystus-Extrakt sogar imstande ist, das Wachstum von Brustkrebszellen zu hemmen! Weitere Forschungen in dieser Richtung sind aber notwendig.

Anwendungsgebiete:
Trinken: Bei Candida, Neurodermitis, Akne, Halsentzündungen, eitriger Mandelentzündung, Magen-Darm-Erkrankungen und zur allgemeinen Entgiftung.
Gurgeln: Bei Halsschmerzen, Mandelentzündung, Prothesendruck-stellen und zur Mundpflege.
Sitzbäder: Für die Pflege des Anal- und Genitalbereichs bei Pilzer-krankungen sowie Hämorrhoiden, Verletzungen oder Hautirrita-tionen.
Vollbäder: Als Haut- und Wundschutz, verdünnt auch für Säuglinge.
Waschungen: Zur antiseptischen Reinigung bei Akne, Neurodermitis und unreiner Haut.
Desodorierung: Reinigung und Desinfektion der Füße und Achsel-höhlen.
Creme: Bei Unreinheiten der Haut, Akne, Neurodermitis, sorgt für Straffheit und Frische, unterstützt den Regenerierungsprozess der Haut bei Krankheiten und Verletzungen.

Zubereitung (Rezepte)
Cystus-Tee:
Ein bis zwei Teelöffel Cystuskraut mit einer Tasse kochendem Wasser übergießen und 10 Minuten ziehen lassen. Anschließend abgießen. Drei bis vier Tassen täglich trinken.

Cystus-Sud:
Eine Handvoll Cystus-Teekraut (ca. 10 Gramm) in einen Kochtopf geben und mit 0,5 bis einem Liter Wasser übergießen. Anschlie-ßend erhitzen und fünf Minuten köcheln lassen. Anschließend abgießen. Der Sud wird als Trinkkur angewendet. Er kann auch für Bäder, Kompressen, Waschungen, Desodorierung, Desinfektion, Sitzbäder und zum Gurgeln verwendet werden.

Cystus-Tinktur:
Cystusblätter und kleine Zweige klein schneiden und locker in ein gut verschließbares Glas füllen. Mit klarem Schnaps übergie-ßen, bis das Kraut bedeckt ist. Das Glas verschließen und sechs

Wochen an einem warmen, sonnigen Platz stehen lassen. Regelmäßig schütteln. Anschließend die Tinktur durch einen Kaffee- oder Teefilter abgießen und in eine dunkle Flasche abfüllen. Dreimal täglich fünf Tropfen einnehmen. Die Tinktur kann direkt auf kleine Hautstellen, z. B. bei Herpes, unverdünnt aufgetragen werden. Die verdünnte Tinktur kann auch für Umschläge, Kompressen, Waschungen und zum Gurgeln verwendet werden.

Fertigprodukte:
Cystus-Tee
Cystus-Sud
Cystus-Tabletten
Cystus-Kapseln
Cystus-Creme/Salbe

Zitrone
Citrus limon

Historie
Bereits gegen 1000 n. Chr. wurde die Zitrone erstmals erwähnt. Damals kannte man sie aber nur im Mittelmeerraum und in China.

Zitronen wurden erst seit dem 13. Jahrhundert in Europa kultiviert, zunächst geschah dies in Sizilien. In der zweiten Hälfte des 16. Jahrhunderts wurden sie dann auch in Deutschland nutzbar gemacht.

Aus dieser Zeit sind viele Rezepte mit Zitronen überliefert. So löste der Zitronensaft den »Verjus«, einen Saft aus unreifen Trauben, als Säuerungsmittel in den Küchen, ab.

Zitronen wurden aber auch in den Wein gelegt, um diesen zu aromatisieren, und der Berliner Botaniker Johann Sigismund Elsholtz (1623–1688) erwähnte Zitronen sogar in seinem Koch- und Diätbuch.[123] Zu jener Zeit wurde der Anbau von Zitruspflanzen bei uns sehr beliebt, und in vielen Städten entstanden sogenannte »Orangerien«, Gärten also, in denen Zitruspflanzen kultiviert wurden.

Heutzutage wird die Zitrone in vielen tropisch-warmen Regionen angebaut und stellt eine wichtige Frucht im Welthandel dar. Aber auch die Heilwirkung der Zitrone ist aufgrund ihrer Inhalts- und Wirkstoffe nicht zu unterschätzen. Ein Klassiker, den wohl jeder kennt, ist die »heiße Zitrone«.

Inhalts- und Wirkstoffe
Vitamin C, Zitronensäure, ätherische Öle, Limonen, Citral, Flavonoide, Rutin, Pektin, Phosphor, Beta-Sitosterol, Stigmasterol

Eigenschaften
Adstringierend, antibakteriell, belebend, beruhigend, blutbildend, blutreinigend, blutzuckersenkend, cholesterinsenkend, entzündungshemmend, harntreibend, hautreizend, krampflösend, schleimlösend, schweißtreibend, stärkend

Anwendung
Zitronensaft regt die Tätigkeit von Leber und Galle an, wirkt gegen Durchfälle und Blutungen. In der Cellulitis-Behandlung werden Zitronensaft und -öl ebenfalls erfolgreich angewendet. Das Auftragen von Zitronensaft hilft zudem bei Nasen- und Zahnfleischbluten.

Aufgrund des hohen Vitamin-C-Gehaltes beschleunigt er auch Heilungsprozesse, aktiviert das Abwehrsystem und ist mit Wasser vermischt ein gutes Gurgelmittel bei Heiserkeit, Hals- und Mandelentzündung. Ätherisches Zitronenöl eignet sich hervorragend zur Desinfektion der Raumluft. Das Öl wird auch zur Behandlung von Herpes empfohlen. Zitronenöl, oral eingenommen, hilft bei Nervosität, Verdauungsbeschwerden, Blähungen, Aufstoßen, leichtem Durchfall, Schnupfen und Grippe.

ACHTUNG: In seltenen Fällen können photosensibilisierende Effekte auftreten, weswegen man nach der äußerlichen Anwendung zitronenhaltiger Pflege- und Arzneiprodukte die direkte Sonneneinstrahlung auf die behandelte Haut vermeiden sollte!

Zubereitung (Rezepte)
Zitronen-Tinktur:
Eine Zitrone frisch auspressen und mit einem Esslöffel Cognac mischen. Mit einem Wattebausch die betroffenen Stellen vorsichtig abtupfen.

Zitronen-Tee:
Zwei Zitronen auspressen und den Saft mit 0,5 Liter kochendem Wasser übergießen. Vier Teelöffel Schwarztee in einen Teefilter geben und mit dem Zitronen-Wasser-Gemisch übergießen. Vier Minuten ziehen lassen und anschließend abgießen.

Fertigprodukte:
Zitronen
Zitronen-Saft
Zitronen-Öl
Zitronen-Tee
Zitronen-Kapseln
Zitronen-Deo

Zwiebel
Allium cepa

Historie

Die Zwiebel, wie wir sie heute kennen, stammt aus den Steppengebieten des west- und mittelasiatischen Raumes und ist eine der ältesten Kulturpflanzen der Menschheit.

Seit mehr als 5000 Jahren gilt sie als Heil-, Gewürz- und Gemüsepflanze der verschiedensten Kulturen: So enthält eine über 4000 Jahre alte sumerische Keilschrift bereits Angaben zu Zwiebelfeldern, und im Codex Hammurapi, einer Rechtssammlung des Königs Hammurapis von Babylon (1810 v. Chr.–1750 v. Chr.) und einer der ältesten Gesetzessammlungen der Welt, wurden bereits Zwiebelzuteilungen für die Armen festgelegt.

Bei den alten Ägyptern war sie eine Opfergabe für die Götter, diente als Zahlungsmittel für die Pyramidenarbeiter und wurde den Toten als Wegzehrung für ihre Reise in das Jenseits mitgegeben. Auch im Grab des berühmten Pharao Tutanchamun (1. Jahrtausend v. Chr.) wurden Zwiebelreste entdeckt. Man glaubte, die Zwiebel könne wegen ihres strengen Aromas böse Geister fernhalten.

In Rom zählte die Zwiebel zu den Grundnahrungsmitteln. Römische Legionäre verbreiteten sie bei ihren Feldzügen schließlich in Mitteleuropa. Aus der »cepula« wurde das mittelhochdeutsche »zwibolle« und letztlich das deutsche Wort »Zwiebel«.[124] Sie wurden zu einer der am meisten verbreiteten Gemüsearten und vielfältig verwendet: Im Mittelalter diente sie auch als Amulett gegen die Pest.

Im 15. Jahrhundert begannen die Holländer schließlich unterschiedliche Sorten der Zwiebel zu züchten. Ihre vielfältigen Heilwirkungen sind ebenfalls seit Jahrtausenden bekannt, gerieten aber mehr und mehr in Vergessenheit.

Inhalts- und Wirkstoffe

Ätherische Öle, Vitamin A, Vitamin B1, Vitamin B2, Vitamin C, Vitamin E, Nikotinsäure, Allicin, Asparagin, Kalziumoxalate, Carotin, Cholin, Zitronensäure, Essigsäure, Phosphor, Fumarsäure, Gerbstoff, insulinähnliches Pflanzenhormon, Jod, Kaffeesäure, Linolsäure, Lithium, Lutein, Oleanolsäure, Oxalsäure, Rutin, Salicylate, senfähnliches Glykosid, Schwefel, Trigonellin, Zink

Eigenschaften

Antibakteriell, auswurffördernd, blutbildend, entzündungshemmend, harntreibend, krampflösend, schleimlösend, tonisierend, cholesterinsenkend, keimtötend

Anwendung

Die Zwiebel regt die Verdauungsorgane und die Drüsen des Körpers an. Sie beseitigt Wasseransammlungen und entlastet das Herz, senkt den Cholesterinspiegel und beugt so Arteriosklerose und Herzinfarkt vor. Die Zwiebel vernichtet aber auch Keime, die Blasenentzündungen und Niereninfektionen hervorrufen können, regt die Harnausscheidung an und reinigt das Blut. Eine Zwiebelkur soll auch bei Entzündungen der Prostata gute Dienste leisten.

Zwiebelsaft ist auswurffördernd, schleimlösend, lindert Bronchialkatarrhe, starken Husten und Heiserkeit. Bei Entzündungen des Atemtraktes entfaltet die Zwiebel ganz hervorragend ihre antibiotischen Eigenschaften. Auch bei Erkältungen, Grippe, Hals- und Rachenentzündungen und Nasennebenhöhlenentzündung kann man die Zwiebel anwenden.

Äußerlich hilft die Zwiebel auch bei Warzen, Insektenstichen, Furunkeln, Abzessen, Verbrennungen und Ohrenschmerzen. Bei Quetschungen, Zerrungen und Prellungen hilft eine Zwiebelauflage. Zwiebelwein wirkt harntreibend und Zwiebelsirup ist gut gegen Bronchitis und Husten.

Zubereitung (Rezepte)
Zwiebel-Bluterguss-Umschlag:
Man schneidet die Zwiebel in der Mitte durch und legt die Schnittfläche auf den Bluterguss. Die Schwellung und die Schmerzen werden schnell verschwinden.

Zwiebel bei Insektenstichen, Warzen, Abszessen, Furunkeln, Verbrennungen:
Eine frische Zwiebel wird in Scheiben direkt auf die betroffene Stelle gelegt.

Zwiebel gegen Ohrenschmerzen:
Eine frische Zwiebelscheibe wird auf das zu behandelnde Ohr aufgelegt und mit einem Tuch fixiert.

Zwiebel gegen Erkältung oder zur Vorbeugung:
Über Nacht einige frische Zwiebelscheiben auf einem Teller so neben das Bett stellen, dass die ätherischen Öle eingeatmet werden können.
Oder ein Baumwollsäckchen mit frischen Zwiebelstücken gefüllt neben sich auf das Kopfkissen legen.

Zwiebel bei Quetschungen, Zerrungen und Prellungen:
Eine Zwiebel klein hacken und mit etwas Wasser und ein wenig Salz zu einem Brei verarbeiten. Diesen dann auf die betroffene Stelle geben.

Zwiebel-Wein:
Eine fein gehackte Zwiebel und einen Liter herben Weißwein in eine gut verschließbare Flasche füllen und zwei Wochen ziehen lassen. Anschließend durch einen Kaffee- oder Teefilter abgießen. Die Zwiebelstückchen mit einem Baumwolltuch nochmals auspressen und den Saft mit dem Wein in eine dunkle Flasche abfüllen. Möglichst kühl und dunkel aufbewahren. Zwei bis drei Schnapsgläschen pro Tag trinken.

Zwiebel-Sirup:
Eine frische Zwiebel sehr fein hacken und mit drei Esslöffeln Honig und 125 ml Wasser in einem Topf vermischen. Kurz aufkochen lassen, von der Kochstelle nehmen und mehrere Stunden ziehen lassen. In einem Leinentuch gut auspressen und in eine dunkle Flasche abfüllen. Dreimal täglich einen Esslöffel einnehmen, Kinder nehmen dreimal täglich einen Teelöffel.

Zwiebel-Tinktur:
Eine frische Zwiebel sehr fein hacken und in ein gut verschließbares Glas geben. Mit 250 ml Alkohol (möglichst 70 %) übergießen und das Glas gut verschließen. Zwei bis drei Wochen ziehen lassen und anschließend durch einen Kaffee- oder Teefilter abgießen. Die Zwiebelstückchen nochmals in einem Bauwoll- oder Leinentuch auspressen. Die Tinktur und den ausgepressten Saft in eine dunkle Flasche abfüllen. Vier Teelöffel pro Tag mit etwas Wasser vermischt einnehmen.

Zwiebel-Tee:
Fünf frische Zwiebeln schälen und vierteln und mit 12 Stück Kandiszucker und 750 ml Wasser in einen Topf geben. 30 bis 40 Minuten köcheln lassen. Abgießen und warm trinken.

Fertigprodukte:
Zwiebel

7. Register der Krankheiten mit Verweis auf die jeweilige Pflanze

Abwehrstimulation/Stärkung des Immunsystems
- Blutwurz
- Bohnenkraut
- Grapefruitkern (Extrakt)
- Knoblauch
- Meerrettich
- Papaya (Samen)
- Propolis
- Schwarzkümmel
- Sonnenhut
- Tausendgüldenkraut
- Teebaum(öl)
- Zistrose

Abszesse
- Aloe Vera
- Feigen(baum)
- Klette, Große
- Propolis
- Sonnenhut
- Tausendgüldenkraut
- Teebaum(öl)
- Zwiebel

Akne

- Aloe Vera
- Bergamotte
- Brennessel
- Grapefruitkern (Extrakt)
- Klette, Große
- Lavendel, Echter
- Ringelblume
- Schafgarbe
- Schwarzkümmel
- Stechwinde
- Teebaum(öl)
- Thymian
- Walnuss
- Wegwarte
- Weihrauch(baum)
- Zistrose
- Zitrone

Allergien

- Goldrute
- Oregano
- Schwarzkümmel
- Zistrose

Amöbenbefall

- Gewürznelken

Anspannung

- Bergamotte
- Lavendel, Echter
- Zitrone

Appetitlosigkeit
* Bergamotte
* Bibernelle, Kleine
* Blutwurz
* Bohnenkraut
* Breitwegerich
* Brennnessel
* Gewürznelke
* Knoblauch
* Lorbeer, Echter
* Meerrettich
* Oregano
* Schafgarbe
* Senf, Schwarzer
* Spitzwegerich
* Tausendgüldenkraut
* Wacholder
* Walnuss
* Zimt
* Zistrose

Arteriosklerose (Arterienverkalkung)
* Knoblauch
* Propolis
* Walnuss
* Zistrose
* Zwiebel

Arthritis
* Aloe Vera
* Berufkraut, Kanadisches
* Pappel
* Thymian
* Wacholder

Asthma
- Bibernelle, Kleine
- Breitwegerich
- Heilziest
- Knoblauch
- Lavendel, Echter
- Meerrettich
- Propolis
- Schwarzkümmel
- Spitzwegerich
- Thymian
- Zitrone

Atemwegskatarrh
- Bibernelle, Kleine
- Oregano
- Propolis
- Senf, Schwarzer
- Spitzwegerich
- Zwiebel

Augenkrankheiten(Augenentzündungen)
- Augentrost, Gewöhnlicher
- Essigrose
- Spitzwegerich
- Steinklee

Beingeschwür
- Blutweiderich

Bindehautentzündung
- Augentrost
- Steinklee, Echter

Blähungen
- Bergamotte

- Bibernelle, Kleine
- Bohnenkraut
- Gewürznelke
- Goldrute, Gewöhnliche
- Knoblauch
- Lorbeer, Echter
- Meerrettich
- Oregano
- Pappel
- Schafgarbe
- Schwarzkümmel
- Senf, Schwarzer
- Tausendgüldenkraut
- Thymian
- Wacholder
- Zimt
- Zitrone
- Zwiebel

Blasenentzündung

- Bärentraube
- Bergamotte
- Berufkraut, Kanadisches
- Brombeere
- Brunnenkresse
- Essigrose
- Goldrute, Gewöhnliche
- Kiefer, Gewöhnliche
- Meerrettich
- Propolis
- Sandelholz
- Steinklee
- Thymian
- Wacholder
- Zwiebel

Blasenschwäche

- Breitwegerich
- Thymian

Blutarmut

- Brennnessel
- Brombeere
- Brunnenkresse
- Tausendgüldenkraut
- Zitrone

Bluthochdruck

- Brennnessel
- Brunnenkresse
- Knoblauch
- Lavendel, Echter
- Mais(griffel)
- Propolis
- Schafgarbe
- Zitrone
- Zwiebel

Blutreinigung

- Aloe Vera
- Breitwegerich
- Brennnessel
- Knoblauch
- Mais(griffel)
- Meerrettich
- Spitzwegerich
- Walnuss
- Wegwarte
- Zwiebel

Blutzucker (zu hoch)

- Berufkraut, Kanadisches
- Blutweiderich
- Blutwurz
- Brunnenkresse
- Knoblauch
- Mais(griffel)
- Zimt
- Zwiebel

Brechreiz/Erbrechen

- Bohnenkraut
- Gewürznelken
- Ringelblume
- Zimt
- Zitrone

Bronchitis/bronchiale Erkrankungen

- Aloe Vera
- Berufkraut, Kanadisches
- Bibernelle, Kleine
- Bohnenkraut
- Breitwegerich
- Brunnenkresse
- Chinarinden(baum)
- Essigrose
- Feigen(baum)
- Gundermann
- Kiefer, Gewöhnliche
- Knoblauch
- Lorbeer, Echter
- Meerrettich
- Oregano
- Pappel
- Perubalsam
- Propolis

- Schwarzkümmel
- Senf, Schwarzer
- Sonnenhut
- Spitzwegerich
- Steinklee
- Teebaum(öl)
- Thymian
- Tolubalsam
- Wacholder
- Zimt
- Zwiebel

Candiose (Pilzbefall des Darms)
- Lapachorinde
- Zimt

Cellulitis
- Goldrute, Gewöhnliche
- Oregano
- Schafgarbe
- Zitrone

Darmentzündung
- Bibernelle, Kleine
- Blutweiderich
- Blutwurz
- Breitwegerich
- Brennnessel
- Goldrute, Gewöhnliche
- Ratanhia
- Spitzwegerich
- Wacholder
- Walnuss
- Weihrauch(baum)
- Zistrose

Darmgeschwür
- Lapachorinde
- Propolis

Darminfektion
- Bergamotte
- Heidelbeere
- Heilziest
- Knoblauch
- Papaya
- Piment
- Thymian
- Wegwarte
- Weihrauch
- Zistrose

Darmkrämpfe
- Bohnenkraut

Darmparasiten
- Bergamotte
- Brunnenkresse
- Lapachorinde
- Papaya (Samen)
- Schwarzkümmel
- Thymian
- Tolubalsam
- Wegwarte

Depression
- Bergamotte

Desinfektion
- Grapefruitkern (Extrakt)
- Pappel
- Teebaum(öl)
- Zitrone

Diabetes (unterstützend)
- Blutweiderich
- Blutwurz
- Brennessel
- Brombeere
- Goldrute, Gewöhnliche
- Heidelbeere
- Klette, Große
- Meerrettich
- Schafgarbe
- Tausengüldenkraut
- Wacholder
- Walnuss
- Wegwarte
- Zimt
- Zitrone
- Zwiebel

Durchblutungsstörung
- Kiefer, Gewöhnliche
- Meerrettich
- Propolis
- Schafgarbe
- Zimt

Durchfall
- Bärentraube
- Berufkraut, Kanadisches
- Bibernelle, Kleine
- Blutweiderich
- Blutwurz
- Bohnenkraut
- Breitwegerich
- Brennnessel
- Brombeere
- Essigrose
- Goldrute, Gewöhnliche
- Heidelbeere
- Heilziest
- Knoblauch
- Papaya
- Ratanhia
- Schafgarbe
- Schwarzkümmel
- Spitzwegerich
- Thymian
- Wacholder
- Zistrose
- Zitrone
- Zwiebel

Einschlafstörung
- Bergamotte
- Lavendel, Echter

Eiterflechte
- Klette, Große
- Stechwinde

Entschlackung/Entgiftung

- Brunnenkresse
- Mais(griffel)
- Pappel
- Zistrose

Entzündungen allgemein

- Bibernelle, Kleine
- Bohnenkraut
- Breitwegerich
- Feigen(baum) (nur äußerliche Entzündungen)
- Knoblauch
- Ratanhia
- Ringelblume
- Schafgarbe
- Schwarzkümmel
- Teebaum(öl)
- Weihrauch(baum)
- Zistrose

Ekzeme (auch chronische)

- Aloe Vera
- Bergamotte
- Blutweiderich
- Brennnessel
- Brombeere
- Brunnenkresse
- Heidelbeere
- Klette, Große
- Lapachorinde
- Lavendel, Echter
- Oregano
- Ringelblume
- Schafgarbe
- Schwarzkümmel
- Spitzwegerich

- Stechwinde
- Tausendgüldenkraut
- Thymian
- Walnuss
- Wegwarte
- Zistrose

Erfrierungen
- Propolis

Erkältung (Erkältungskrankheiten)
- Bibernelle, Kleine
- Brunnenkresse
- Lapachorinde
- Lavendel, Echter
- Meerrettich
- Piment
- Propolis
- Schafgarbe
- Schwarzkümmel
- Senf, Schwarzer
- Sonnenhut
- Spitzwegerich
- Thymian
- Wacholder
- Zimt
- Zistrose
- Zwiebel

Erschöpfung
- Bergamotte
- Lavendel, Echter
- Tausendgüldenkraut

Fettleibigkeit
- Schafgarbe
- Mais(griffel)

Fibromblutung (Uterusfibrom)
- Blutweiderich
- Brennnessel

Fieber
- Bergamotte
- Bibernelle, Kleine
- Blutwurz
- Brombeere
- Chinarinden(baum)
- Heilziest
- Meerrettich
- Pappel
- Tausendgüldenkraut
- Wegwarte
- Zimt
- Zitrone
- Zwiebel

Flechten (allgemein)
- Breitwegerich
- Brennnessel
- Brombeere
- Klette, Große
- Senf, Schwarzer
- Stechwinde
- Wegwarte

Frostbeulen
- Perubalsam
- Propolis
- Ratanhia
- Walnuss
- Zitrone

Furunkel
- Klette, Große
- Lorbeer, Echter
- Propolis
- Ringelblume
- Spitzwegerich
- Steinklee
- Teebaum(öl)
- Thymian
- Zwiebel

Fußpilz
- Agave
- Aloe Vera
- Bohnenkraut
- Grapefruitkern (Extrakt)
- Lapachorinde
- Teebaum(öl)
- Walnuss
- Zimt
- Zistrose

Gallenblasenentzündung
- Aloe Vera
- Bärentraube
- Propolis
- Senf, Schwarzer

Gallensteine
- Brennnessel
- Brunnenkresse
- Mais(griffel)
- Wegwarte
- Tausendgüldenkraut
- Zitrone

Gebärmutterschleimhautentzündung
- Walnuss
- Zwiebel

Gelenkentzündung
- Lavendel, Echter
- Senf, Schwarzer
- Walnuss
- Weihrauch(baum)
- Zitrone

Gelenkschmerzen
- Gewürznelken
- Lapachorinde
- Thymian
- Wacholder

Genitalinfektionen/-entzündungen
- Grapefruitkern (Extrakt)
- Mais(griffel)
- Thymian

Genitalpilz
- Lapachorinde
- Zistrose

Gerstenkorn
- Augentrost, Gewöhnlicher

Geschwüre

- Breitwegerich
- Feigen(baum)
- Heidelbeere
- Klette, Große
- Lorbeer, Echter
- Ringelblume
- Schafgarbe
- Steinklee
- Wegwarte
- Zistrose

Gicht

- Berufkraut, Kanadisches
- Bibernelle, Kleine
- Blutwurz
- Brennnessel
- Brombeere
- Brunnenkresse
- Chinarinden(baum)
- Goldrute, Gewöhnliche
- Heilziest
- Kiefer, Gewöhnliche
- Klette, Große
- Meerrettich
- Pappel
- Schafgarbe
- Senf, Schwarzer
- Stechwinde
- Tausengüldenkraut
- Thymian
- Wacholder
- Walnuss
- Zitrone
- Zwiebel

Grippe

- Bergamotte
- Bibernelle, Kleine
- Chinarinden(baum)
- Kiefer, Gewöhnliche
- Lapachorinde
- Lorbeer, Echter
- Meerrettich
- Senf, Schwarzer
- Sonnenhut
- Thymian
- Zitrone
- Zistrose
- Zwiebel

Gürtelrose

- Lapachorinde
- Lavendel, Echter
- Ringelblume
- Schafgarbe
- Thymian
- Walnuss

Hämorrhoiden

- Berufkraut, Kanadisches
- Bibernelle, Kleine
- Blutweiderich
- Blutwurz
- Brombeere
- Feigen(baum)
- Heidelbeere
- Pappel
- Perubalsam
- Ringelblume
- Schafgarbe
- Spitzwegerich

- Walnuss
- Wegwarte
- Zistrose
- Zwiebel

Halsentzündung/Halsschmerzen

- Bergamotte
- Bibernelle, Kleine
- Blutweiderich
- Blutwurz
- Breitwegerich
- Brennnessel
- Brombeere
- Brunnenkresse
- Essigrose
- Grapefruitkern (Extrakt)
- Heilziest
- Klette, Große
- Ringelblume
- Senf, Schwarzer
- Spitzwegerich
- Teebaum(öl)
- Thymian
- Walnuss
- Zistrose
- Zitrone
- Zwiebel

Harnsteine

- Brombeere
- Meerrettich

Harnwegsentzündung/-infekt

- ◆ Bärentraube
- ◆ Breitwegerich
- ◆ Brennnessel
- ◆ Essigrose
- ◆ Goldrute, Gewöhnliche
- ◆ Gundermann
- ◆ Meerrettich
- ◆ Propolis
- ◆ Sandelholz
- ◆ Steinklee

Hautausschläge

- ◆ Brombeere
- ◆ Feigen(baum)
- ◆ Heidelbeere
- ◆ Klette, Große
- ◆ Knoblauch
- ◆ Lapachorinde
- ◆ Lavendel, Echter
- ◆ Lorbeer, Echter
- ◆ Ringelblume
- ◆ Thymian

Hautpflege

- ◆ Aloe Vera
- ◆ Ringelblume
- ◆ Schwarzkümmel

Hautpilz

- ◆ Agave
- ◆ Aloe Vera
- ◆ Grapefruitkern (Extrakt)
- ◆ Klette, Große
- ◆ Lapachorinde
- ◆ Schwarzkümmel

- Teebaum(öl)
- Thymian
- Zimt
- Zistrose

Hautrisse/Hautentzündungen/Hautverletzungen
- Agave
- Aloe Vera
- Blutweiderich
- Essigrose
- Grapefruitkern (Extrakt)
- Lavendel, Echter
- Papaya
- Ringelblume
- Spitzwegerich
- Tausendgüldenkraut
- Teebaum(öl)
- Thymian
- Walnuss
- Zistrose

Heiserkeit
- Bibernelle, Kleine
- Thymian
- Zimt
- Zitrone
- Zwiebel

Hepatitis
- Brennnessel

Herpes/Fieberbläschen
- Bergamotte
- Grapefruitkern (Extrakt)
- Lapachorinde
- Propolis
- Stechwinde
- Teebaum(öl)
- Zitrone

Heuschnupfen
- Augentrost, Gewöhnlicher
- Essigrose
- Propolis
- Senf, Schwarzer

Hühneraugen
- Papaya
- Propolis

Husten
- Aloe Vera
- Bibernelle, Kleine
- Blutweiderich
- Bohnenkraut
- Breitwegerich
- Brunnenkresse
- Kiefer, Gewöhnliche
- Lavendel, Echter
- Meerrettich
- Oregano
- Propolis
- Schafgarbe
- Senf, Schwarzer
- Sonnenhut
- Teebaum(öl)
- Thymian

- Tolubalsam
- Wacholder
- Weihrauch(baum)
- Zimt
- Zistrose
- Zitrone
- Zwiebel

Inkontinenz
- Bärentraube
- Blutwurz

Insektenstiche
- Breitwegerich
- Feigen(baum)
- Goldrute, Gewöhnliche
- Lapachorinde
- Lorbeer, Echter
- Meerrettich
- Spitzwegerich
- Teebaum(öl)
- Zwiebel

Ischiasschmerzen
- Brennnessel
- Meerrettich
- Senf, Schwarzer
- Wacholder

Juckreiz
- Lapachorinde

Kehlkopfentzündung
- Bibernelle, Kleine

Keuchhusten (bei Kindern)

- Bohnenkraut
- Breitwegerich
- Oregano
- Schwarzkümmel
- Spitzwegerich
- Thymian

Koliken

- Heidelbeere
- Schwarzkümmel
- Tausendgüldenkraut

Konzentrationsschwäche/Vergesslichkeit

- Lavendel, Echter
- Schwarzkümmel

Kopfschmerz

- Aloe Vera
- Bärentraube
- Essigrose
- Lavendel, Echter
- Meerrettich
- Pappel
- Ringelblume
- Schafgarbe
- Senf, Schwarzer
- Steinklee
- Wacholder
- Wegwarte
- Zwiebel

Krampfadern

- Schafgarbe

Krätze (Krätzmilben)
- Perubalsam

Kreislauf (Regulation)
- Lavendel, Echter
- Wacholder

Leberentzündung
- Gewürznelken
- Klette, Große

Lidrandentzündung
- Augentrost, Gewöhnlicher
- Walnuss

Luftreinigung (z. B. in Krankenzimmern)
- Lavendel, Echter
- Teebaum(öl)
- Zitrone

Magenentzündung
- Blutweiderich
- Tausendgüldenkraut
- Walnuss

Magengeschwür
- Breitwegerich
- Lapachorinde
- Propolis
- Ringelblume

Magenschleimhautentzündung
- Breitwegerich
- Gewürznelken
- Propolis
- Ratanhia
- Ringelblume
- Schafgarbe
- Spitzwegerich
- Tausengüldenkraut
- Wacholder

Magenschwäche
- Blutwurz
- Brennnessel
- Brunnenkresse
- Gewürznelken
- Knoblauch
- Oregano
- Pappel
- Schwarzkümmel
- Spitzwegerich
- Steinklee
- Tausendgüldenkraut
- Thymian
- Wacholder
- Walnuss
- Zimt
- Zistrose

Magenübersäuerung/Magenreizung
- Gundermann
- Heidelbeere
- Zistrose

Magersucht
- Bergamotte

Malaria
- Chinarinden(baum)
- Lapachorinde

Mandelentzündung
- Brombeere
- Gewürznelken
- Meerrettich
- Propolis
- Zistrose
- Zitrone

Migräne
- Lavendel, Echter
- Steinklee
- Wacholder
- Zitrone

Mittelohrentzündung
- Zwiebel

Monatsblutung/Menstruation (harmonisierend)
- Berufkraut, Kanadisches
- Blutweiderich
- Blutwurz
- Brennnessel
- Lorbeer, Echter
- Meerrettich
- Oregano
- Ringelblume
- Schafgarbe
- Tausengüldenkraut
- Thymian
- Zistrose

Mundhöhlenentzündung

- Bergamotte
- Bibernelle, Kleine
- Blutwurz
- Brombeere
- Essigrose
- Grapefruitkern (Extrakt)
- Heidelbeere
- Heilziest
- Oregano
- Spitzwegerich

Mundschleimhautentzündung

- Berufkraut, Kanadisches
- Blutwurz
- Brombeere
- Gewürznelken
- Klette, Große
- Propolis
- Ratanhia
- Ringelblume
- Zitrone

Mundsoor

- Propolis

Muskelverspannungen/Muskelschmerzen

- Lavendel, Echter
- Lorbeer, Echter
- Meerrettich
- Zimt

Nagelpilz
* Aloe Vera
* Grapefruitkern (Extrakt)
* Teebaum(öl)
* Zimt
* Zistrose

Narben
* Propolis
* Weihrauch(baum)

Nebenhöhleninfekt/-entzündung
* Augentrost, Gewöhnlicher
* Kiefer, Gewöhnliche
* Meerrrettich
* Pappel
* Propolis
* Senf, Schwarzer
* Teebaum(öl)
* Zimt
* Zwiebel

Nervenentzündungen
* Senf, Schwarzer

Nervosität
* Bergamotte
* Kiefer, Gewöhnliche
* Lavendel, Echter

Neuralgien (anfallsartige Schmerzen)

- ◆ Chinarinden(baum)
- ◆ Kiefer, Gewöhnliche
- ◆ Lavendel, Echter
- ◆ Meerrettich
- ◆ Schafgarbe
- ◆ Zitrone
- ◆ Steinklee

Neurodermitis

- ◆ Aloe Vera
- ◆ Lapachorinde
- ◆ Schwarzkümmel
- ◆ Zistrose

Nierenbeckenentzündung

- ◆ Bärentraube
- ◆ Brunnenkresse
- ◆ Meerrettich
- ◆ Wacholder
- ◆ Zitrone

Nierenentzündung

- ◆ Kiefer, Gewöhnliche
- ◆ Propolis
- ◆ Thymian
- ◆ Zwiebel

Nierengrieß

- ◆ Bärentraube
- ◆ Goldrute, Gewöhnliche

Nierenschwäche

- ◆ Brennnessel

Nierensteine
* Bibernelle, Kleine
* Goldrute, Gewöhnliche
* Mais(griffel)
* Schafgarbe
* Zitrone

Ohrenentzündung (äußerlich)
* Propolis
* Tolubalsam

Ohrenschmerzen
* Tolubalsam
* Zwiebel

Paradontitis
* Klette, Große
* Propolis

Prellung
* Zwiebel

Prostataleiden
* Bärentraube
* Goldrute, Gewöhnliche
* Kiefer, Gewöhnliche
* Pappel
* Propolis
* Zwiebel

Quetschungen
- Blutwurz
- Pappel
- Propolis
- Ringelblume
- Spitzwegerich
- Steinklee
- Thymian
- Zwiebel

Rachenraumentzündung
- Bibernelle, Kleine
- Blutwurz
- Heidelbeere
- Oregano
- Propolis
- Ringelblume
- Spitzwegerich
- Thymian
- Zitrone
- Zwiebel

Raucherentwöhnung
- Bergamotte
- Breitwegerich
- Heilziest

Reizhusten
- Spitzwegerich

Rheuma (rheumatische Beschwerden)
- Aloe Vera
- Berufkraut, Kanadisches
- Bibernelle, Kleine
- Blutwurz
- Brennnessel

- Brombeere
- Brunnenkresse
- Goldrute, Gewöhnliche
- Heilziest
- Kiefer, Gewöhnliche
- Klette, Große
- Lavendel, Echter
- Lorbeer, Echter
- Meerrettich
- Pappel
- Schafgarbe
- Schwarzkümmel
- Senf, Schwarzer
- Sonnenhut
- Stechwinde
- Steinklee
- Tausendgüldenkraut
- Thymian
- Wacholder
- Walnuss
- Wegwarte
- Weihrauch(baum)
- Zitrone
- Zwiebel

Rippenfellentzündung
- Senf, Schwarzer

Rosazea-Akne
- Breitwegerich

Scheidenpilz
- Bergamotte
- Grapefruitkern (Extrakt)

Schlafstörung
- Bergamotte
- Lavendel, Echter
- Schwarzkümmel
- Zitrone

Schmerzen allgemein
- Aloe Vera
- Brunnenkresse
- Feigen(baum)
- Schafgarbe
- Thymian

Schnupfen
- Augentrost
- Pappel
- Propolis
- Schafgarbe
- Senf, Schwarzer
- Zitrone

Schüttelfrost
- Bergamotte

Schürfwunden
- Agave
- Aloe Vera
- Essigrose
- Grapefruitkern (Extrakt)
- Ringelblume
- Spitzwegerich
- Tausendgüldenkraut
- Thymian
- Walnuss
- Zistrose

Schuppen
- Brennnessel
- Klette, Große
- Zitrone

Schuppenflechte
- Aloe Vera
- Brennnessel
- Grapefruitkern (Extrakt)
- Lapachorinde
- Oregano
- Propolis
- Schafgarbe
- Schwarzkümmel
- Stechwinde
- Wacholder
- Walnuss

Schwellungen
- Feigen(baum)

Sodbrennen
- Bibernelle, Kleine
- Brombeere
- Pappel
- Tausendgüldenkraut
- Thymian
- Wacholder
- Zitrone

Staphylokokkeninfektion
- Klette, Große

Stoffwechselstörungen
- Aloe Vera
- Brennnessel
- Knoblauch
- Schwarzkümmel

Strahlenschäden
- Propolis

Stress
- Bergamotte
- Lavendel, Echter

Syphilis
- Klette, Große
- Stechwinde

Thrombose (vorbeugend)
- Knoblauch

Tuberkulose
- Gewürznelken
- Propolis

Unterschenkelgeschwür (offen)
- Heilziest
- Ringelblume
- Sonnenhut

Vagina-Infektion
* Aloe Vera
* Bärentraube
* Bergamotte
* Blutweiderich
* Propolis
* Teebaum(öl)
* Zistrose
* Zwiebel

Verbrennungen
* Aloe Vera
* Blutwurz
* Brunnenkresse
* Essigrose
* Klette, Große
* Pappel
* Propolis
* Ratanhia
* Ringelblume
* Sonnenhut
* Spitzwegerich
* Teebaum(öl)
* Zwiebel

Verdauungsstörung
* Bibernelle, Kleine
* Blutweiderich
* Bohnenkraut
* Breitwegerich
* Brunnenkresse
* Chinarinden(baum)
* Gewürznelken
* Gundermann, Gewöhnlicher
* Knoblauch
* Lapachorinde

- Lorbeer, Echter
- Meerrettich
- Oregano
- Papaya
- Ringelblume
- Schafgarbe
- Sonnenhut
- Steinklee
- Tausendgüldenkraut
- Thymian
- Wacholder
- Wegwarte
- Zimt
- Zitrone
- Zwiebel

Verstopfung

- Aloe Vera
- Brennnessel
- Essigrose
- Feigen(baum)
- Gewürznelken
- Knoblauch
- Mais(griffel)
- Meerrettich
- Ringelblume
- Schafgarbe
- Senf, Schwarzer
- Spitzwegerich
- Tausendgüldenkraut
- Walnuss
- Wegwarte
- Weihrauch(baum)
- Zitrone
- Zwiebel

Warzen
- Feigen(baum)
- Knoblauch
- Propolis
- Ringelblume
- Walnuss
- Zwiebel

Wassereinlagerungen
- Brombeere
- Goldrute, Gewöhnliche
- Gundermann
- Senf, Schwarzer
- Spitzwegerich
- Steinklee
- Wacholder
- Wegwarte
- Zwiebel

Wechselbeschwerden
- Bergamotte
- Berufkraut, Kanadisches
- Essigrose
- Klette, Große
- Lavendel, Echter
- Mais(griffel)
- Ringelblume
- Schafgarbe
- Thymian
- Zimt

Weißfluss/Fluor vaginalis

- Bärentraube
- Blutweiderich
- Blutwurz
- Brombeere
- Propolis
- Schafgarbe
- Walnuss

Windeldermatitis

- Propolis
- Ringelblume

Würmer

- Berufkraut, Kanadisches
- Breitwegerich
- Brunnenkresse
- Feigen(baum)
- Knoblauch
- Schwarzkümmel
- Tausendgüldenkraut
- Zwiebel

Wundheilung

- Aloe Vera
- Bergamotte
- Blutweiderich
- Blutwurz
- Breitwegerich
- Brombeere
- Brunnenkresse
- Essigrose
- Goldrute, Gewöhnliche
- Gundermann
- Heilziest
- Klette, Große

- Lapachorinde
- Lavendel, Echter
- Mais(griffel)
- Meerrettich
- Pappel
- Perubalsam
- Propolis
- Ratanhia
- Ringelblume
- Schafgarbe
- Schwarzkümmel
- Sonnenhut
- Spitzwegerich
- Steinklee
- Tausendgüldenkraut
- Teebaum(öl)
- Thymian
- Wacholder
- Zistrose
- Zitrone
- Zwiebel

Wunde Füße
- Agave
- Breitwegerich
- Spitzwegerich

Zahnfleischentzündung

- Berufkraut, Kanadisches
- Blutwurz
- Breitwegerich
- Grapefruitkern (Extrakt)
- Heilziest
- Propolis
- Ratanhia
- Ringelblume
- Teebaum(öl)
- Thymian
- Wacholder
- Zitrone

Zahnfleischbluten

- Blutweiderich
- Zitrone

Zahnschmerzen (auch nach Zahnextraktion)

- Essigrose
- Gewürznelken
- Grapefruitkern (Extrakt)
- Meerrettich
- Piment
- Propolis
- Zimt

Zerrung

- Lorbeer, Echter
- Ringelblume
- Zwiebel

8. Quellenangaben

1 Streptomyceten sind Bodenbakterien, die zur Ordnung Actinomyce-tales gehören. Mit bis zu 109 Zellen pro Gramm Erde gehören sie zu den am meisten verbreiteten Lebensformen auf der Erde. (http://flexikon.doccheck.com/Streptomyceten)

2 Protozoen: Einzeller, die keine Zellwand, aber im Gegensatz zu Bakterien einen Zellkern besitzen.

3 Willibald Pschyrembel: Pschyrembel Klinisches Wörterbuch (261. Auflage), Berlin 2007

4 Nur eine Gruppe der Antibiotika, die Antimykotika, wirken gegen Pilze.

5 Vgl. Petra Neumayer: Natürliche Antibiotika, Berlin 2008, S. 21

6 Vgl.: http://www.antibiotikum.de/antibiotika-erkunden/was-sind/index.php

7 Pathogen = krankmachend

8 Eine hervorragende Biographie über Fleming von Kevin Brown: Penicillin Man, Alexander Flemming and the Antibiotic Revolution, Sutton 2005

9 Bakterieninfektionen, die zu schweren Krankheiten führen können.

10 Weiterführende Literatur: F.W. Brauss (Hrsg.): Antibiotika-Taschen-buch. Deisenhofen 1978; U. Gräfe: Biochemie der Antibiotika. Heidelberg, Berlin, New York 1992; H.J. Schmitt/W. Solbach/H.F. Eichenwald: Antibiotika und Infektionskrankheiten in der Pädiatrie. Stuttgart 1993; C. Simon/W. Stille: Antibiotika-Therapie in Klinik und Praxis. Stuttgart 1997; A. Walter: Antibiotika-Fibel. Stuttgart 1975; H. Zähner: Biologie der Antibiotika. Heidelberg 1965

11 Vgl.: http://www.indianer.de/indisite/heilkrae.htm

12 Sulfonamide sind Amidderivate der Sulfonsäuren und haben in der technischen Chemie große Bedeutung als Zwischenprodukte u. a. bei der Herstellung von Farbstoffen, Textilhilfsmitteln und Schädlingsbekämpfungsmitteln.

Im engeren Sinn versteht man unter Sulfonamiden die von der Sulfanilsäure abgeleiteten Amidverbindungen, die als antibakteriell wirksame Substanzen verwendet wurden. Durch die Entstehung sulfonamidresistenter Erregerstämme und die Entwicklung wirksamerer Antibiotika haben Sulfonamide ihre einstige Bedeutung aber weitgehend verloren (http://lexikon.meyers.de/wissen/Sulfonamide+Sachartikel).

12   Die Folsäure, in Deutschland und den USA auch »Vitamin B9« und ansonsten weltweit auch »Vitamin B11« oder »Folat« genannt, ist ein für den menschlichen Organismus essenzielles hitze- und lichtempfindliches Vitamin, das mit der Nahrung zugeführt werden muss. Folsäure spielt in der Schwangerschaft und bei sich häufig teilenden Zellen (beispielsweise im Knochenmark) eine entscheidende Rolle, da sie in der Purinbiosynthese für die DNA-Replikation eine zentrale Stellung einnimmt. Ihre reduzierten Formen, wie Dihydro- und Tetrahydrofolat (DHF, THF), sind zudem Überträger von Kohlenstoff.

14   Vgl. dazu: http://www.antibiotikum.de

15   http://www.antibiotikum.de/antibiotika-erkunden/was-sind/index.php

16   http://www.gesundheitsinformation.de/erkaltungen-antibiotika-nehmen-oder-lieber-doch-nicht.382.179.de.html

17   Siehe http://www.cochrane.de/de/index.html

18   Mehr unter http://www.cochrane.org
      oder http://www.cochrane.de/de/index.html

19   http://www.gesundheitsinformation.de/erkaltungen-antibiotika-nehmen-oder-lieber-doch-nicht.382.179.de.html

20   Andere Quellen: B. Arroll/T. Kenealy: Antibiotics for the common cold and acute purulent rhinitis. Cochrane Database Syst Rev 2005, Issue 3 und http://www.mrw.interscience.wiley.com

21   Das ergab eine Studie, die bereits im Jahre 1997 im *British Medical Journal* publiziert wurde, vgl. Neumayer, S. 35.

22   G.K.B Spurling/C.B. Del Mar/L. Dooley/R. Foxlee: Delayed antibiotics for symptoms and complications of respiratory infections. Cochrane Database Syst Rev 2004, Issue 4 und http://www.mrw.interscience.wiley.com

23   http://www.stern.de/wissenschaft/medizin/:Antibiotika-Resistenzen-Viel-Un-wissen-Pharma-Kalk%FCl/644585.html

24   http://www.gesundheitsforschung-bmbf.de/de/1773.php

25   Ärzte Woche, 17. Jahrgang, Nr. 37, 2003

26   Ebd.

27 Ebd.

28 Ebd.

29 Ebd.

30 »Die medikamentenbedingte Verlängerung des QT-Intervalls im Ober-flächen-EKG hat in den letzten Jahren viel Aufmerksamkeit erregt. Bei Medikamenten mit nichtkardialer Indikation ist sie eine unerwünsch-te Wirkung, da es, ebenso wie bei repolarisationsverlängernden Antiar-rhythmika, zum Auftreten einer abnormen, das heißt überschießen-den QT-Verlängerung und im Zusammenhang hiermit zum Auftreten von potenziell lebensbedrohlichen ventrikulären Herzrhythmusstö-rungen vom Typ der Torsade de pointes kommen kann«; Quelle: http://www.medknowledge.de/abstract/med/med2002/07-2002-25-qt-da.htm

31 »Für das Chloramphenicol ist eine Panzytopenie typisch, zu einer Neutropenie kann es bei Sulfonamiden und Trimethoprim kommen. Gerinnungsstörungen durch einen Vitamin-K-Antagonismus sind ty-pisch für Cephalosporine, Penicilline, Rifampicin, Sulfonamide sowie Trimethoprim. Hämolytische Anämien werden von Chlorampheni-col, Primaquin und Sulfonamiden ausgelöst«; Quelle: Ärzte Woche, 17. Jahrgang, Nr. 37, 2003

32 Ebd.

33 Vgl.: http://www.antibiotikum.de/antibiotika-erkunden/resistenzen/index.php

34 Vgl. dazu: Robert Koch-Institut/Statistisches Bundesamt: Gesund-heitsberichterstattung des Bundes: Nosokomiale Infektionen, Heft 8, Juni 2002

35 Vgl.: http://www.medizin.de/ratgeber/themen-a-z/m/mrsa.html

36 Die Studie ist im Fachmagazin *Nature Chemical Biology* (http://www.nature.com/nchembio/index.html) erschienen, vgl. dazu auch: http://www.focus.de/gesundheit/ratgeber/medikamente/news/resistenz-antibio-tika-behalten-schlagkraft_aid_380891.html

37 Vgl.: http://flexikon.doccheck.com/Antibiogramm

38 http://www.medizinauskunft.de/artikel/diagnose/alternativ/14_12_meeresalgen.php und www.journalmed.de/newsview.php?id=7326

39 http://www.wissenschaft.de/wissenschaft/news/233957/

40 http://www.klinikinfo.de/artikel/viewer-test2.cfm?do=30&site=8&id=8&aid=2307 und http://www.3sat.de/3sat.php?http://www.3sat.de/nano/bstuecke/49294/index.html

41 http://www.3sat.de/3sat.php?http://www.3sat.de/nano/bstuecke/49294/index.html

42 http://www.medizinauskunft.de/artikel/diagnose/alternativ/23_05_frosch-antibiotika.php

43 Christian Rätsch: Indianische Heilkräuter. Tradition und Anwendung, München 1999, S. 59

44 C. H. Bourke: Destillation by Early American Indians, in: American Anthropologist, o. O. 1894, S. 7

45 Charles Dibble & Arthur J. Anderson: Florentine Codex – General History of the Things of New Spain, University of Utah Press 1970, Part XII, Book 11

46 Wolfgang Wirth: Mit Aloe heilen, Steyr 1985, S. 61

47 Anton Curic: Die Medizin der Pharaonen, Eltville/Rhein 1999, S. 160

48 Ausführlicher in: Curic, S. 160 ff.

49 Rätsch, S. 62

50 Peter Heilmann (Hrsg.): Das Kräuterbuch der Elisabeth Blackwell, Dortmund 1984, S. 62

51 Wirth, S. 5

52 Petra Neumayer: Natürliche Antibiotika, Berlin 2005, S. 55

53 Das führte 1994 zu einer positiven Bewertung der für Heilpflanzen zuständigen Kommission E des ehemaligen Bundesgesundheitsamtes. Eine Monographie über Bärentraubenblätter (Uvae ursi folium) führt das Europäische Arzneibuch (Ph. Eur. 4. Ausgabe, 2002), vgl. auch: http://www.pta-forum.de/index.php?id=26&type=0

54 Quelle: http://naturmedizin.lauftext.de/bibernelle.htm, Ansicht am 12.02.2009

55 Michel Pierre/Michel Lis: Das BLV Handbuch Heilpflanzen, München 2007, S. 65

56 Pierre/Lis, S. 66

57 Ovid: Artis Amatoriae. Ovids Liebeskunst, Teil III, Leipzig 1861, S. 413 f.

58 Das Datum ist in der Wissenschaft strittig und wird nicht von allen Historikern verifiziert, vgl. dazu: Wolfgang Metz: Drei Abschnitte zur Entstehungsgeschichte des Capitulare de Villis, Deutsches Archiv für Erforschung des Mittelalters (DA), Band 22, 1966, S. 263–276

59 Weiterführende Literatur: Karl Gareis: Bemerkungen zu Kaiser Karls des Großen, Capitulare de Villis, Göttingen 1893; ders.: Die Landgüterordnung Kaiser Karls des Großen. Berlin 1895; G. Baist: Zur Interpretation der Brevium Exempla und des Capitulare de Villis Berlin, Stuttgart, Leipzig 1914, in: Vierteljahrschrift f. Sozial- u. Wirtschaftsge-

schichte. Band 12, 1914; Alfons Dopsch: Das Capitulare de Villis, die Brevium Exempla und der Bauplan von St. Gallen, in: Vierteljahrschrift für Sozial- und Wirtschaftsgeschichte (VSWG) 13, 1916, S. 41–70; Theodor Mayer: Zur Entstehung des Capitulare de Villis, in: Vierteljahrschrift für Sozial- und Wirtschaftsgeschichte (VSWG) 17, 1923/24, S. 112–27; Wolfgang Metz: Das Problem des Capitulare de Villis, in: Zeitschrift für Agrargeschichte und Agrarsoziologie (ZAA) 2, 1954, S. 96

60   Marcellus Empiricus war ein römischer Schriftsteller um die Wende des 4./5. Jahrhunderts, der aus Gallien stammte und hohe Staatsämter unter Theodosius I. und Arcadius bekleidete. Er verfasste ein Rezeptbuch mit abergläubischen Mitteln, vgl.: Marcelli: De Medicamentis Liber = Marcellus: Über Heilmittel, o. O. 1968

61   Wolf-Dieter Storl: Pflanzen der Kelten, Aarau 2007, S. 310

62   Der Johannistag (auch Johanni, Johannestag) ist der Gedenktag der Geburt Johannes' des Täufers und steht in unmittelbarer Verbindung zur Sommersonnenwende, die am 21. Juni stattfindet. Die Johannisnacht ist die Nacht auf den Johannistag, vom 23. auf den 24. Juni. In der katholischen Kirche hat der Tag den Rang eines Hochfestes, und er ist auch mit dem Brauchtum des Johannisfeuers und mit den alten Bauernregeln im Zusammenhang zu sehen.

63   Vgl. dazu: Johannes Gottfried Mayer/Konrad Goehl: Kräuterbuch der Klostermedizin. Der »Macer Floridus«. Medizin des Mittelalters, Reprint, Leipzig 2003

64   Vgl. dazu auch: Oskar Sebald: Wegweiser durch die Natur. Wildpflanzen Mitteleuropas, München 1989

65   Felix Karlinger/Elisabeth Zacherl: Märchen der südamerikanischen Indianer, Reinbek 1994, S. 249 f.

66   Rätsch, S. 88 f.

67   Rätsch, S. 89

68   Damen Conversations Lexikon, Band 2, Leipzig 1834, S. 372 f.

69   Rätsch, S. 89 f.

70   Rätsch, S. 92

71   Helmut Genaust: Etymologisches Wörterbuch der botanischen Pflanzennamen, Basel 1996, S. 128

72   Alexander Demandt: Über allen Wipfeln. Der Baum in der Kulturgeschichte, Düsseldorf 2005, S. 21

73 http://www.wissenschaft.de/wissenschaft/news/265996.html

74 Doris Laudert: Mythos Baum. Geschichte, Brauchtum, München 2004, S. 220

75 Curic, S. 244

76 Marcus Tullius Cicero: De oratore, Ditzingen 1986, S. 278

77 Augustinus, PL. 38, S. 442

78 http://www.koransuren.de/koran/sure95.html

79 Laudert, S. 221

80 Vgl.: http://www.zentrum-der-gesundheit.de/grapefruitkernextrakt.html

81 Neumayer, S. 56

82 Vgl.: Michael J. Hutchings/Elizabeth A. C. Price: Glechoma hederacea L., Journal of Ecology 87 (2), S. 347–364, und Roth/Daunderer/Kormann: Giftpflanzen. Pflanzengifte. Hamburg 1994, S. 374 f.

83 Leonhart Fuchs: New Kreüterbuch, Köln 2001

84 Hans Jörg Küster: Kleine Kulturgeschichte der Gewürze, München 1997, S. 83–85

85 Jacobus Th. Tabernaemontanus: Kräuterbuch, neuw vollkommen mit schönen, und künstlichen Figuren aller Gewächs der Bäumen, Stauden und Kräutern, derer über 3000 eygentlich beschrieben werden, o. O. 1984, S. 100 ff.

86 Zum Beispiel in den Psalmen 81 und 119, bei König Salomo 24,13 oder 25,27

87 G. A. Ulmer: Ein Geschenk der Natur, Tuningen o. J., S. 10

88 Beth-Luis-Nion

89 Storl, S. 285 f.

90 Storl, S. 286

91 Mehr dazu in: Jutta Kollesch/Diethard Nickel: Antike Heilkunst – Ausgewählte Texte, Stuttgart 1994

92 Mehr darüber in: Reinhold Scholl: Der Papyrus Ebers: die größte Buchrolle zur Heilkunde Altägyptens, Leipzig 2002

93 Curic, S. 218

94 Eigentlich arabisch: Abū Alī al-Husayn ibn Abdullāh ibn Sīnā

95 Zitiert nach Curic, S. 218

96 Neumayer, S. 63

97 Wolfgang Cordan: Popol Vuh – Das Buch des Rates, Köln 1975, S. 102 f.

98 Rätsch, S. 174 ff.

99 Etwa in: De agri cultura, das eine Einleitung in die Landwirtschaft darstellt, die zwar den Idealen des altitalienischen Bauerntums verpflichtet, aber zugleich strikt auf Gewinnstreben und Wirtschaftlichkeit ausgerichtet ist. Catos berühmtestes Werk ist die älteste vollständig erhaltene lateinische Prosaschrift und sein einziges vollständig erhaltenes Werk; vgl.: Otto Schönberger (Hrsg): Marcus Porcius Cato: De agri cultura, München 1980

100 Vgl.: Diego de Landa: Bericht aus Yucatan von Diego de Landa, Leipzig 1993, und Rätsch, S. 197

101 Mehr über Valerius Cordus in Theodor Husemann: Cordus, Valerius, in: Allgemeine Deutsche Biographie, Band 4, Leipzig 1876, S. 479 f.

102 Mehr dazu in: Herman de Vries: »Über die sogenannten Hexensalben«, o. O., 1991, S. 31–42

103 Rätsch, S. 200

104 Rätsch, S. 206 f.

105 Genaueres bei Rätsch, S. 219 ff.

106 Vgl.: Neumayer, S. 69 ff.

107 Charles E. Dibble/Arthur J. Anderson: Florentine Codex – General History of the Things of New Spain, Part XII, Book 11, Santa Fe o. J., S. 193

108 Curic, S. 193

109 Vgl.: Adamo Lonicero: Kreuterbuch, künstliche Conterfeytunge der Bäume, Stauden, Hecken, Kräuter, Getreyd, Gewürze, o. O., 1679, Faksimile-Ausgabe von 1934

110 Rätsch, S. 246

111 Ausführlicher in: Rudolf Bauer/Hildebert Wagner: Echinacea: Handbuch für Ärzte, Apotheker und andere Naturwissenschaftler, Stuttgart 1990; Margret Minker: Die Kraft der Heilpflanzen, München 1998, und Kelly Kindscher: Ethobotany of Purple Coneflower (Echinacea angustifolia, Asteraceae) and Other Echinacea Species in: Economic Botany 43 (4), 1989, S. 498–507

112 Vgl.: Pedanii Dioscuridis Anazarbei: De materia medica, 3 Bände, Berlin 1906/14, Nachdruck 1958, oder Julius Berendes: Des Pedanios Dioskurides aus Anazarbos Arzneimittellehre in fünf Büchern, Stuttgart 1902, Neudrucke München 1970 sowie Vaduz/Liechtenstein 1983 und 1987

113 Vgl.: Jakob Theodor (Tabernaemontanus): Kräuterbuch, neuw vollkommen mit schönen, und künstlichen Figuren aller Gewächs der

Bäumen, Stauden und Kräutern, derer über 3000 eygentlich beschrieben werden, o. O. 1588; zu seinen Lebzeiten wurde lediglich
der erste Band gedruckt. 1591 folgten der zweite und dritte Band.

114 Jose Sanchez: Labrador Y los Naturalistas Jesuitas del Rio del la Plata
(Misiones Jesuitas del Paraguay; Explusion de los Jesuitas; Dispersion
de sus Papeles; Ciencias Naturales; zit. nach Rätsch, S. 270

115 Vgl. dazu: Heinrich Marzell: Zauberpflanzen Hexentränke. Brauchtum und Aberglaube, Stuttgart 1963, S. 30

116 Curic, S. 265

117 Vgl.: H. Gerhardt/F. Seifert/P. Buvari/H. Vogelsang, H. Repges R.:
Therapie des aktiven Morbus Crohn mit dem Boswellia-serrata-Extrakt H 15. Z, in: *Gastroenterol* 39, 2001, S. 7–11

118 http://www.br-online.de/bayerisches-fernsehen/quer/index.xml quer,
BR, Dez. 2007

119 Neumayer, S. 109

120 Dr. Günter Harnisch: Cystus. Gesundheit und Schönheit aus der
griechischen Wildpflanze, Bietigheim 2006, S. 18

121 LEFO-Institut für Lebensmittel und Umwelt GmbH (http://www.lefo.de),
Studie v. 21. Februar 2000, vgl. auch Harnisch, S. 31

122 Vgl. dazu: Annette Budke/Sigrid Wolf/Willi Hoppe/Eberhard Hey-
mann: Cytostatische Wirkung einiger selten genutzter Naturpflanzen auf Mammacarcinomzellen in Kultur, Studie an der Universiät
Osnabrück, zitiert nach Harnisch, S. 49

123 Johann Sigismund Elsholtz: Diaeteticon: Das ist, Newes Tisch-Buch,
Oder Unterricht von Erhaltung guter Gesundheit durch eine ordentliche Diät, und insonderheit durch rechtmäßigen Gebrauch der
Speisen, und des Geträncks. In sechs Büchern, Cölln an der Spree,
1682. Reprint, München, 1984

124 Jörg Mildenberger: Anton Trutmanns »Arzneibuch«, Teil II: Wörterbuch, Würzburg 1997, Band V, S. 2389 f.

9. Bibliografie

Anazarbeo, Pedanii Dioscuridis: De materia medica,
3 Bände, Berlin 1906/14, Nachdruck 1958

Arroll, B./Kenealy, T.: Antibiotics for the common cold and
acute purulent rhinitis, Cochrane Database Syst. Rev. 2005, Issue 3

Baist, G.: Zur Interpretation der Brevium Exempla und
des Capitulare de Villis, Berlin, Stuttgart, Leipzig 1914

Bauer, Rudolf/Wagner, Hildebert: Echinacea: Handbuch für Ärzte,
Apotheker und andere Naturwissenschaftler, Stuttgart 1990

Berendes, Julius: Des Pedanios Dioskurides aus Anazarbos Arzneimittellehre in fünf Büchern, Stuttgart 1902, Neudrucke München 1970 sowie
Vaduz/Liechtenstein 1983 und 1987

Bourke, C. H.: Destillation by Early American Indians, in:
American Anthropologist, o. O. 1894

Brauss, F. W. (Hrsg.): Antibiotika-Taschenbuch, Deisenhofen 1978

Brown, Kevin: Penicillin Man: Alexander Fleming
and the Antibiotic Revolution, Sutton 2005

Budke, Annette/Wolf, Sigrid/Hoppe, Willi/Heymann, Eberhard:
Cytostatische Wirkung einiger selten genutzter Naturpflanzen auf
Mammacarcinomzellen in Kultur, Studie an der Universiät Osnabrück 2000

Cicero, Marcus Tullius: De oratore, Ditzingen 1986

Cordan, Wolfgang: Popol Vuh – Das Buch des Rates, Köln 1975

Curic, Anton: Die Medizin der Pharaonen, Eltville/Rhein 1999

Damen Conversations Lexikon, Band 2, Leipzig 1834

De Landa, Diego: Bericht aus Yucatan von Diego de Landa, Leipzig 1993

Demandt, Alexander: Über allen Wipfeln. Der Baum in der Kulturgeschichte, Düsseldorf 2005

De Vries, Hermann: Über die sogenannten Hexensalben, o. O. 1991

Dibble, Charles/Anderson, Arthur J.: Florentine Codex – General History of the Things of New Spain, University of Utah Press 1970

Dopsch, Alfons: Das Capitulare de Villis, die Brevium Exempla und der Bauplan von St. Gallen, in: Vierteljahrschrift für Sozial- und Wirtschaftsgeschichte (VSWG) 13, 1916

Elsholtz, Johann Sigismund: Diaeteticon: Das ist, Newes Tisch-Buch, Oder Unterricht von Erhaltung guter Gesundheit durch eine ordentliche Diät, und insonderheit durch rechtmäßigen Gebrauch der Speisen, und des Geträncks. In sechs Büchern, Cölln an der Spree 1682. Reprint, München 1984

Empiricus, Marcellus: De Medicamentis Liber, o. O. 1968

Fuchs, Leonhart: New Kreüterbuch, Köln 2001

Gareis, Karl: Bemerkungen zu Kaiser Karls des Großen Capitulare de Villis, Göttingen 1893

Gareis, Karl: Die Landgüterordnung Kaiser Karls des Großen, Berlin 1895

Genaust, Helmut: Etymologisches Wörterbuch
der botanischen Pflanzennamen, Basel 1996

Gerhardt, H./Seifert, F./Buvari, P./Vogelsang, H./Repges, R.:
Therapie des aktiven Morbus Crohn mit dem Boswellia-serrata-Extrakt
H 15. Z, in: Gastroenterol 39, 2001

Gräfe, U: Biochemie der Antibiotika, Heidelberg, Berlin, New York 1992

Harnisch, Dr. Günter: Cystus. Gesundheit und Schönheit
aus der griechischen Wildpflanze, Bietigheim 2006

Heilmann, Peter (Hrsg): Das Kräuterbuch der Elisabeth Blackwell,
Dortmund 1984

Husemann, Theodor: Cordus, Valerius, in:
Allgemeine Deutsche Biographie, Band 4, Leipzig 1876

Hutchings, Michael J./Price, Elizabeth A. C.: Glechoma hederacea L.,
Journal of Ecology 87 (2)

Karlinger, Felix/Zacherl, Elisabeth: Märchen der südamerikanischen
Indianer, Reinbek 1994

Kindscher, Kelly: Ethobotany of Purple Coneflower (Echinacea angustifolia,
Asteraceae) and Other Echinacea Species in: Economic Botany 43 (4), 1989

Kollesch, Jutta/Nickel, Diethard: Antike Heilkunst – Ausgewählte Texte,
Stuttgart 1994

Küster, Hans Jörg: Kleine Kulturgeschichte der Gewürze, München 1997

Laudert, Doris: Mythos Baum. Geschichte, Brauchtum, München 2004

Lonicero, Adamo: Kreuterbuch, künstliche Conterfeytunge der Bäume, Stauden, Hecken, Kräuter, Getreyd, Gewürze, o. O. 1679, Faksimile-Ausgabe von 1934

Marzell, Heinrich: Zauberpflanzen Hexentränke. Brauchtum und Aberglaube, Stuttgart 1963

Metz, Wolfgang: Das Problem des Capitulare de Villis, in: Zeitschrift für Agrargeschichte und Agrarsoziologie (ZAA) 2, 1954

Metz, Wolfgang: Drei Abschnitte zur Entstehungsgeschichte des Capitulare de Villis, Deutsches Archiv für Erforschung des Mittelalters (DA), Band 22, 1966

Mayer, Johannes Gottfried/Goehl, Konrad: Kräuterbuch der Klostermedizin. Der »Macer Floridus«. Medizin des Mittelalters, Reprint, Leipzig 2003

Mayer, Theodor: Zur Entstehung des Capitulare de Villis, in: Vierteljahrschrift für Sozial- und Wirtschaftsgeschichte (VSWG) 17, 1923/24

Minker, Margret: Die Kraft der Heilpflanzen, München 1998

Mildenberger, Jörg: Anton Trutmanns »Arzneibuch«, Teil II: Wörterbuch, Band V, Würzburg 1997

Neumayer, Petra: Natürliche Antibiotika, Berlin 2005

Ovid: Artis Amatoriae. Ovids Liebeskunst, Teil III, Leipzig 1861

Pierre, Michel/Lis, Michel: Das BLV Handbuch Heilpflanzen, München 2007

Pschyrembel, Willibald: Pschyrembel Klinisches Wörterbuch (261. Auflage), Berlin 2007

Rätsch, Christian: Indianische Heilkräuter. Tradition und Anwendung, München 1999

Robert Koch Institut/Statistisches Bundesamt: Gesundheitsberichterstattung des Bundes: Nosokomiale Infektionen, Heft 8, Juni 2002

Roth/Daunderer/Kormann: Giftpflanzen. Pflanzengifte, Hamburg 1994

Sanchez, Jose: Labrador Y los Naturalistas Jesuitas del Rio del la Plata (Misiones Jesuitas del Paraguay; Explusion de los Jesuitas; Dispersion de sus Papeles; Ciencias Naturales), o. O., o. J.

Schmitt, H. J./Solbach, W./Eichenwald, H. F.: Antibiotika und Infektionskrankheiten in der Pädiatrie, Stuttgart 1993

Schönberger, Otto (Hrsg.): Marcus Porcius Cato: De agri cultura, München 1980

Scholl, Reinhold: Der Papyrus Ebers: die größte Buchrolle zur Heilkunde Altägyptens, Leipzig 2002

Sebald, Oskar: Wegweiser durch die Natur. Wildpflanzen Mitteleuropas, München 1989

Simon, C./Stille, W.: Antibiotika-Therapie in Klinik und Praxis, Stuttgart 1997

Spurling, G. K. B./Del Mar, C. B./Dooley, L./Foxlee, R.: Delayed antibiotics for symptoms and complications of respiratory infections, Cochrane Database Syst. Rev. 2004, Issue 4

Storl, Wolf-Dieter: Pflanzen der Kelten, Aarau 2007

250

Tabernaemontanus, Jacobus Th.: Kräuterbuch, neuw vollkommen mit schönen, und künstlichen Figuren aller Gewächs der Bäumen, Stauden und Kräutern, derer über 3000 eygentlich beschrieben werden, o. O. 1984

Ulmer, G. A.: Ein Geschenk der Natur, Tuningen o. J.

Walter, A.: Antibiotika-Fibel, Stuttgart 1975

Wirth, Wolfgang: Mit Aloe heilen, Steyr 1985

Zähner, H.: Biologie der Antibiotika, Heidelberg 1965

Verwendete Internetquellen

- http://www.pta-forum.de/index.php?id=26&type=0
- http://naturmedizin.lauftext.de/bibernelle.htm
- http://www.wissenschaft.de/wissenschaft/news/265996.html
- http://www.koransuren.de/koran/sure95.html
- http://www.zentrum-der-gesundheit.de/grapefruitkernextrakt.html
- http://www.br-online.de/bayerisches-fernsehen/quer/index.xml
- http://www.lefo.de
- http://flexikon.doccheck.com/Streptomyceten
- http://www.antibiotikum.de/antibiotika-erkunden/was-sind/index.php
- http://www.indianer.de/indisite/heilkrae.htm
- http://lexikon.meyers.de/wissen/Sulfonamide+(Sachartikel)
- http://www.antibiotikum.de
- http://www.antibiotikum.de/antibiotika-erkunden/was-sind/index.php
- http://www.gesundheitsinformation.de/erkaltungen-antibiotika-nehmen-oder-lieber-doch-nicht.382.179.de.html
- http://www.cochrane.de/de/index.html.
- http://www.cochrane.org
- http://www.mrw.interscience.wiley.com
- http://www.stern.de/wissenschaft/medizin/:Antibiotika-Resistenzen-Viel-Unwissen-Pharma-Kalk%FCl/644585.html.
- http://www.gesundheitsforschung-bmbf.de/de/1773.php
- http://www.medknowledge.de/abstract/med/med2002/07-2002-25-qt-da.htm
- http://www.antibiotikum.de/antibiotika-erkunden/resistenzen/index.php
- http://www.medizin.de/ratgeber/themen-a-z/m/mrsa.html
- http://www.nature.com/nchembio/index.html
- http://www.focus.de/gesundheit/ratgeber/medikamente/news/resistenz-antibiotika-behalten-schlagkraft_aid_380891.html
- http://flexikon.doccheck.com/Antibiogramm
- http://www.medizinauskunft.de/artikel/diagnose/alternativ/14_12_meeresalgen.php
- http://www.journalmed.de/newsview.php?id=7326
- http://www.wissenschaft.de/wissenschaft/news/233957/
- http://www.klinikinfo.de/artikel/viewer-test2.cfm?do=30&site=2&id=8&aid=2307
- http://www.3sat.de/3sat.php?http://www.3sat.de/nano/bstuecke/49294/index.html
- http://www.3sat.de/3sat.php?http://www.3sat.de/nano/bstuecke/49294/index.html
- http://www.medizinauskunft.de/artikel/diagnose/alternativ/23_05_froschantibiotika.php

10. Dank

Michael Grandt:
Ich möchte mich bei meiner Frau für die gute Zusammenarbeit bei diesem Buch bedanken, ohne die es sicherlich nicht so schnell fertiggestellt worden wäre.

Marion Grandt:
Mein erster und wichtigster Dank gilt meinem Mann Michael für die tolle Chance, an diesem Buch mitzuarbeiten, und natürlich für die perfekte Zusammenarbeit. Wir sind einfach ein tolles Team!

Ein großes Dankeschön gilt meiner Oma Maria Kubowski und meinen Eltern Sieglinde und Friedrich Kubowski. Danke, dass ihr immer da seid, wenn man euch braucht. Ein besonders lieber Dank geht an meine Patenkinder Lucia-Marie und Celine. Ihr zeigt mir immer wieder auf eure Art, was im Leben wirklich wichtig ist. Und last but not least, Dank an meine Freundinnen Berit Teltscher und Waltraud Neher. Danke, dass ihr mich immer unterstützt, egal wie »ausgefallen« meine Ideen auch sind.

Ganz herzlich danken wir beide unserem Verleger Jochen Kopp für die Chancen, die er uns bietet, sowie unserer Lektorin Denise Musazzi für ihre Geduld. Auch Anke Brunn und Peter Hofstätter sollen nicht vergessen werden, die ihre Ideen einbrachten, was das Layout des vorliegenden Buches betrifft.